手指の痛み・変形

料理・掃除・洗濯・パソコン・スマホがつらい

リウマチ

慶應義塾大学医学部の名医陣が教える

最高の治し方大全

文響社

はじめに

手指が痛い
関節が腫《は》れる
こわばる
変形する
しびれる
動かしにくい

最近、手指の不調や違和感を訴える人が増えています。

私たちはふだん手指をとてもよく使うので、ひとたび不調が現れると、日常生活に支障をきたすようになります。

料理・掃除・洗濯などの家事や手仕事、パソコンやスマホの操作、趣味や読書など、手指を使う動作や作業がしにくくなってきます。その原因には、ヘバーデン結節・ブシャール結節・母指CM関節症などの変形性関節症から、腱鞘《けんしょう》炎・ばね指、手《しゅ》

根管症候群《こんかん》**・肘部管症候群**《ちゅうぶかん》、さらには自己免疫疾患《しっかん》である**関節リウマチ**まで多岐にわたります。

中でも特に注意しなければならないのが、関節リウマチです。関節リウマチは進行性の疾患で、適切な治療を早く始めないと、関節破壊が数年で進み、やがて手指を思うように動かせなくなったり、つらい症状が全身に及んだりすることも少なくないからです。

かつて、関節リウマチの治療といえば、鎮痛薬やステロイド薬、有効性の低い免疫調整薬などで症状を抑えて進行をどうにか遅らせるのが精一杯、というような状況でした。

ところが、2000年ころを境に抗リウマチ薬の**メトトレキサート**、続いて**生物学的製剤**、**JAK**《ジャック》**阻害薬**などが登場したことにより、関節リウマチの治療は飛躍的な発展を遂げました。

適切な治療を早期から続けることにより、大半の症例で、日常生活に支障がなくなるまで回復した状態である**「寛解」をめざせるようになった**のです。

ただし、関節リウマチを長期かつ安定的な寛解に至らしめるには、細かな薬の調整や生活指導、日常のケアなど、長期にわたる**リウマチ内科の専門医と二人三脚の治療**

が欠かせません。

本書は、手指の痛み・腫れ、こわばり・変形に気づいた場合、まずはどんな病気を疑うべきか、その見分け方から、それぞれの原因疾患の治療法やケア法、手術法までを、専門の診療科の医師が、一問一答形式でくわしく指導してくれます。各回答者からもたらされる情報はどれもエビデンス（科学的根拠）レベルが高く、患者さんにとっても有益な情報となることでしょう。

125問ある質問項目はいずれも日常の診療でよく聞かれることばかりなので、患者さんが抱く疑問や心配事のかなりの部分を、本書の内容でカバーできるものと思います。

大切なのは、有益な情報を知らないまま過ごして後悔しないことです。

冒頭で述べたような手指の不調を感じている人は、ぜひ本書の内容をお読みください。そうしてまず正しい知識を得ることが、病状の進行を抑えて、長期にわたり良好な状態を保つことにつながるでしょう。ぜひお役立てください。

慶應義塾大学医学部　リウマチ・膠原病内科　教授　金子祐子

ご解説いただいた先生方

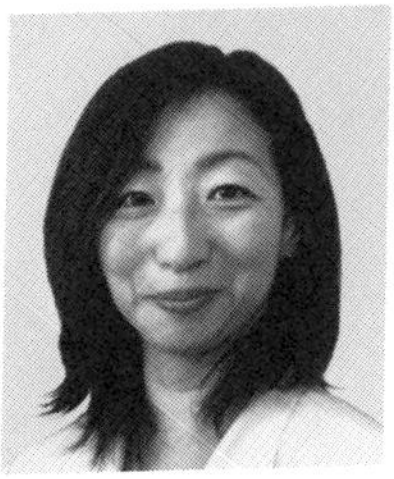

慶應義塾大学医学部　リウマチ・膠原病内科
教授
金《かね》子《こ》祐《ゆう》子《こ》 先生

1997年慶應義塾大学医学部卒業、同大学内科学教室入局。複数の関連病院勤務を経て、2001年同大学リウマチ内科医員。06年同大学クリニカルリサーチセンター特別研究助教、09年同大学リウマチ内科助教。12年英国オックスフォード大学フェロー、14年慶應義塾大学医学部リウマチ内科講師、19年同大学リウマチ・膠原病内科准教授。21年より現職。

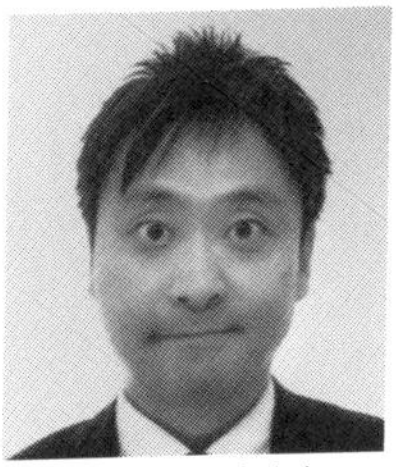

講師 **花《はな》岡《おか》洋《ひろ》成《なり》** 先生

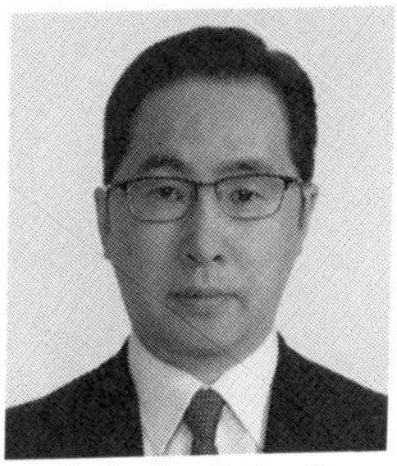

非常勤講師 **鈴《すず》木《き》勝《かつ》也《や》** 先生

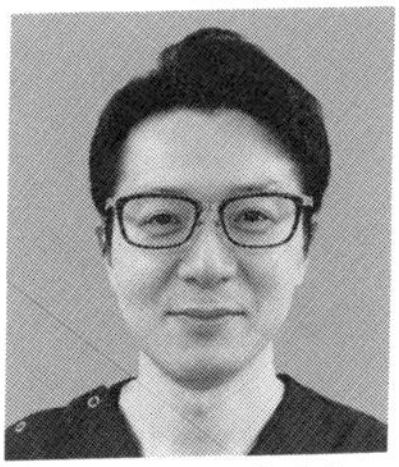

助教 **菊《きく》池《ち》　潤《じゅん》** 先生

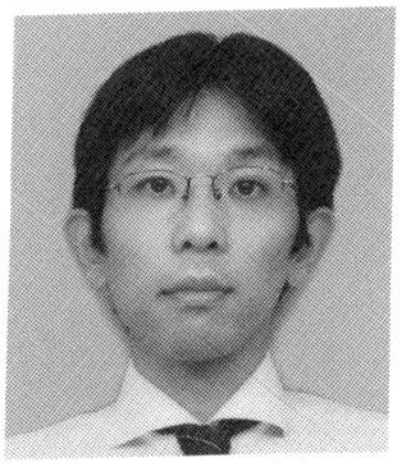

講師 **竹《たけ》下《した》　勝《まさる》** 先生

ご解説いただいた先生方

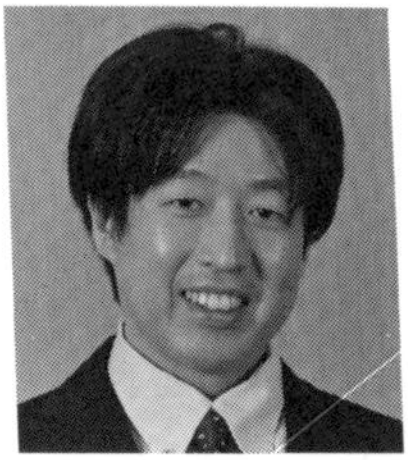

助教 齋《さい》藤《とう》俊《しゅん》太《た》郎《ろう》 先生

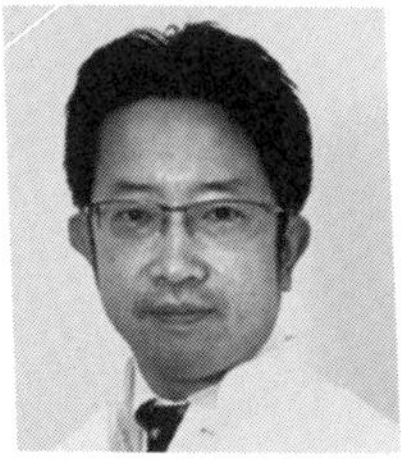

助教 近藤《こんどう》　泰《やすし》 先生

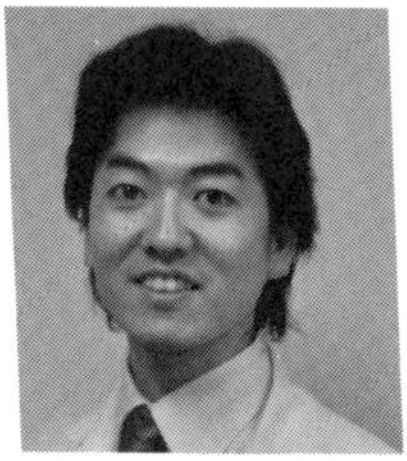

特任助教 泉《いずみ》　啓介《けいすけ》 先生

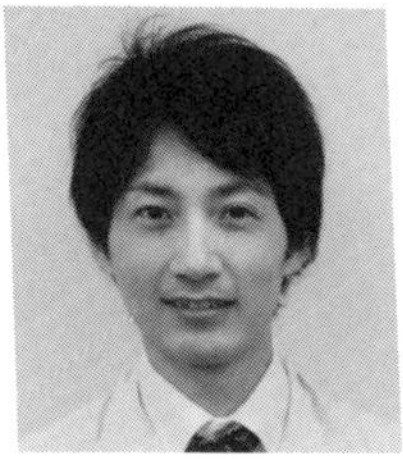

助教 秋山《あきやま》光浩《みつひろ》 先生

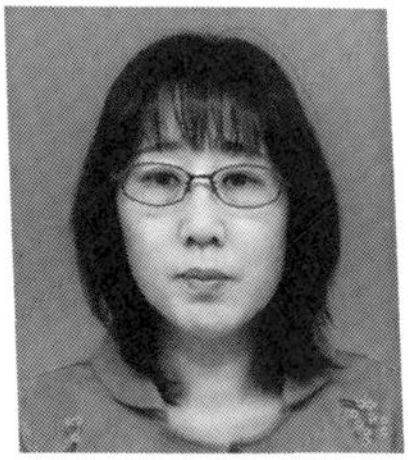

慶應義塾大学病院
リハビリテーション科（前）
作業療法士 阿《あ》部《べ》　薫《かおる》 先生

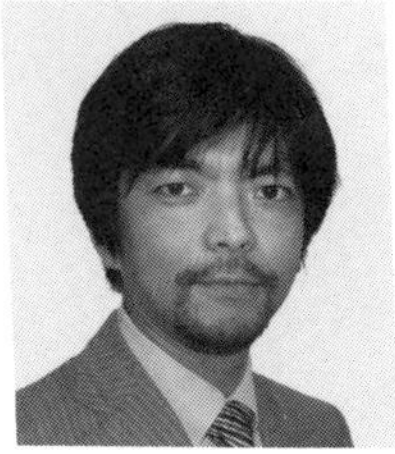

慶應義塾大学医学部
整形外科 上肢班
講師 岩《いわ》本《もと》卓《たく》士《じ》 先生

目次

第7章　関節リウマチの症状についての疑問15 …… 73

第8章　関節リウマチの診察・検査でよく受ける質問12 …… 95

【注】文中の＊1、＊2といった数字は参考文献を示しています。

第1章

手指の痛み・こわばり・腫れ・変形についての疑問2

Q1 手指の関節の痛み・こわばり・腫れ・変形には、どのような原因が考えられますか？

手や指に違和感や不調を覚える人は多く、その原因もさまざまです。原因は何であれ、手指の関節に痛み・こわばり・腫《は》れ・変形・しびれなどが起こると、日常生活が非常に不便になります。例えば、ドアを開閉したり、ペットボトルのフタを開けたりといった何気ない動作が、手指の不調1つで困難なものに変わってしまうことがあります。手指の関節にこれらの症状が現れる主な病気と症状には、次のようなものがあります（左ジの表参照）。

中高年に多い原因としては、**変形性関節症**があげられます。長年にわたる関節への負担で関節の軟骨がすり減ることなどから、関節が変形して炎症を起こし、腫れたり痛んだりするもので、症状の出る関節によって、ヘバーデン結節、ブシャール結節、**母指CM関節症**に分けられています。

手や手指をよく使う人は、**腱鞘炎**《けんしょうえん》（指を動かす腱とその周辺の組織の炎症）が痛みの原因となることがあります。**ばね指**は、指で起こる腱鞘炎の1つです。

手関節（手首）やひじで神経が絞扼《こうやく》（締めつけられること）されて手指に症状が現れるものには、**手根管《しゅこんかん》症候群**や**肘部管《ちゅうぶかん》症候群**があります。

このほか、関節の滑膜《かつまく》に炎症が起こる**関節リウマチ**やその他の**膠原《こうげん》病**（全身性エリテマトーデスなど）、関節に結晶化した物質がたまる**痛風**や**偽痛風**、関節に良性のコブができる**ガングリオン**、外傷が原因で変形する**マレット指変形**などによっても、手指に症状が現れます。

（齋藤俊太郎・岩本卓士）

手指に症状が現れる主な病気

病名	症状
変形性関節症	関節の痛み・腫れ・変形。手指のほか、足の親指のつけ根・ひざ・股関節・腰に多い
ヘバーデン結節	指の第１関節（DIP関節）の痛み・腫れ・変形
ブシャール結節	指の第２関節（PIP関節）の痛み・腫れ・変形
母指CM関節症	物をつまむ動作やビンのフタを開ける動作で親指のつけ根が痛む
腱鞘炎	指の関節の痛み・腫れ
ばね指	指のつけ根の痛み、指が引っかかる感覚、曲げ伸ばししにくい、曲がったまま伸びない
手根管症候群	親指から薬指のしびれ・痛み
肘部管症候群	薬指と小指のしびれ・痛み
関節リウマチ、その他の膠原病（全身性エリテマトーデスなど）	手指をはじめとする全身の関節の痛み・腫れ・変形
痛風	手指の痛み・腫れ（足指が多いが手指やひざにも起こる）
偽痛風	ひざなど大関節の痛み・腫れ
ガングリオン	手の甲、手首の内側、親指のつけ根などに良性のコブができる。痛み・しびれが生じることもある
マレット指変形	突き指をした後に第1関節が曲がったまま伸ばせなくなる

Q2 手指のこわばりやしびれで特に注意しなければいけない病気・症状はなんですか？

片側の手が突然しびれたり硬直したりして動かせなくなった場合は、脳梗塞《こうそく》の疑いがあります。対処が遅れると手足のマヒなどの後遺症が残る場合もあるので、しばらくして症状が治まったとしても、放置してはいけません。**片側の手や腕のマヒ、顔の片側が動かない、ろれつが回らずうまく話せない、物が二重に見える**といった症状があれば緊急性が高いので、発症の時刻を確認し、すぐに救急病院を含めた医療機関に相談しましょう。**首を動かすと手のしびれが強まる場合は、頸椎症《けいついしょう》**（背骨の首の部分で神経が圧迫される病気）の可能性があります。症状が強く、手がマヒして物が持てないほどであれば、脊髄《せきずい》に障害が及んでいる疑いもあり、四肢《しし》のマヒにつながる危険性もあります。迷わず、すぐに整形外科や脊椎《せきつい》外科を受診しましょう。**両手、両足にしびれがある場合は、糖尿病やその他の神経障害**（93ページの表参照）の疑いがあります。糖尿病は自覚症状が現れにくい病気なので、早めに治療を始めるためにも、しびれに気づいたらなるべく早く医療機関を受診しましょう。

（齋藤俊太郎・岩本卓士）

第2章

ヘバーデン結節・ブシャール結節・母指CM関節症についての疑問6

Q3 「ヘバーデン結節」「ブシャール結節」「母指CM関節症」「変形性関節症」とはなんですか？

変形性関節症*は、関節の軟骨と周囲の組織が損傷する慢性疾患《しっかん》の総称です。症状は関節の痛み・腫《は》れ、こわばり、機能障害（関節が動かしにくくなる）などで、手指、足の親指のつけ根（外反母趾《ぼし》）、ひざ関節、股《こ》関節、腰などでよく起こります。

ヘバーデン結節、ブシャール結節、母指CM関節症は、いずれも手指に起こる変形性関節症です。

手指の第1関節（指のつけ根から最も離れた関節。遠位指節間関節：DIP関節）が腫《は》れたり痛んだり、変形したりするものをヘバーデン結節といいます。

手指の第2関節（指のつけ根から1つ離れた関節。近位指節間関節：PIP関節）に

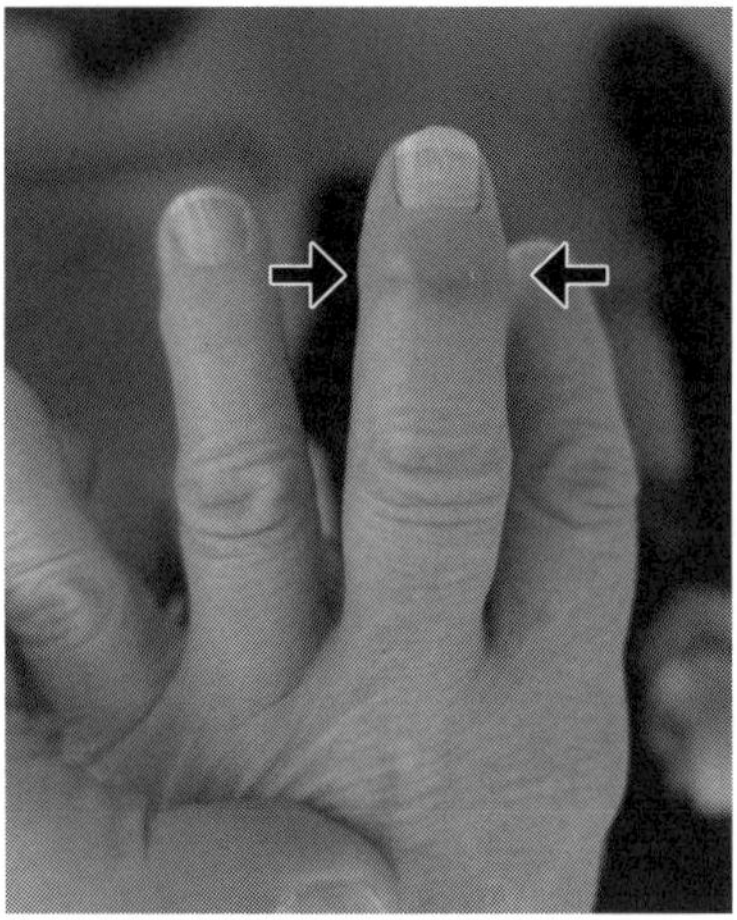

ヘバーデン結節の症例
中指の第１関節に発赤、腫れ、変形が見られる

*Osteoarthritis: OAともいう。

症状が現れるものをブシャール結節といいます。

ヘバーデン結節、ブシャール結節ともに原因は不明ですが、**40代以降の女性や、手をよく使う人**がなりやすい傾向があります。

母指ＣＭ関節症は、**親指のつけ根の関節**（母指ＣＭ関節）の変形性関節症です。物をつまんだりビンのフタを開けたりするときなどに親指に力を入れる動作で、母指のつけ根に痛みが出ます。やはり原因は不明で、中年以降の女性や、親指をくり返し使う人に多い傾向があります。

（岩本卓士）

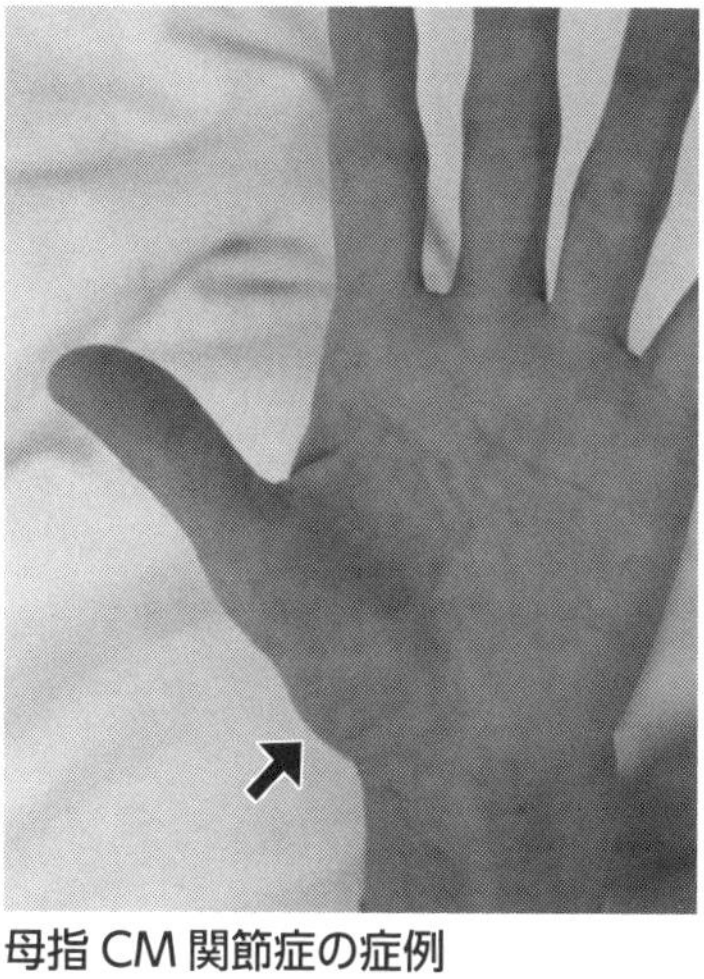

母指 CM 関節症の症例

母指のつけ根に軽度の突出はあるが、外見では変形はわからないことが多い

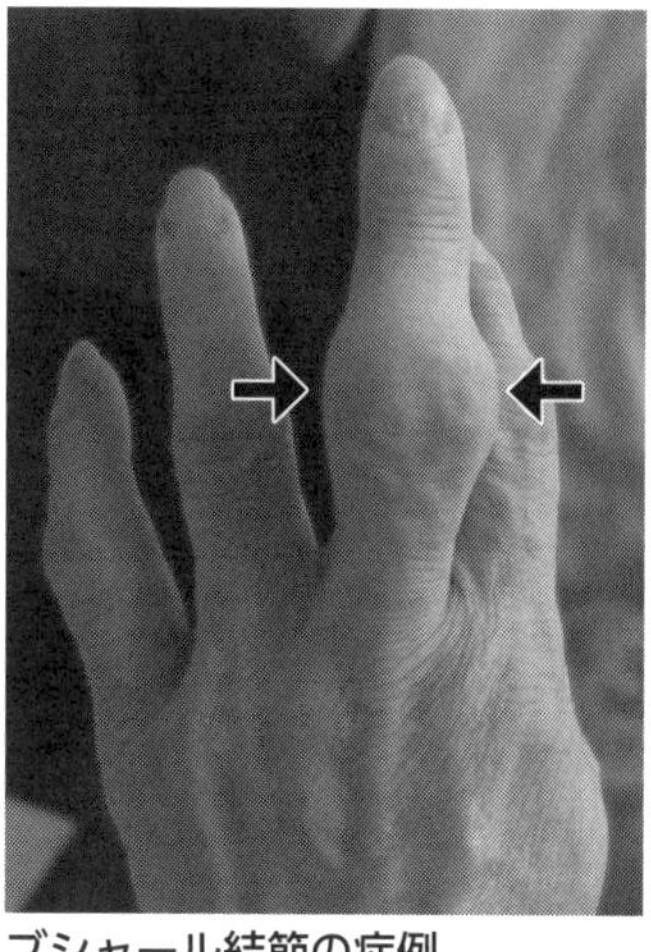

ブシャール結節の症例

中指の第２関節に硬い腫瘤状の変形が見られる

Q4 ヘバーデン結節、ブシャール結節、母指CM関節症にはどんなセルフチェック法がありますか？

手指の病気のセルフチェック

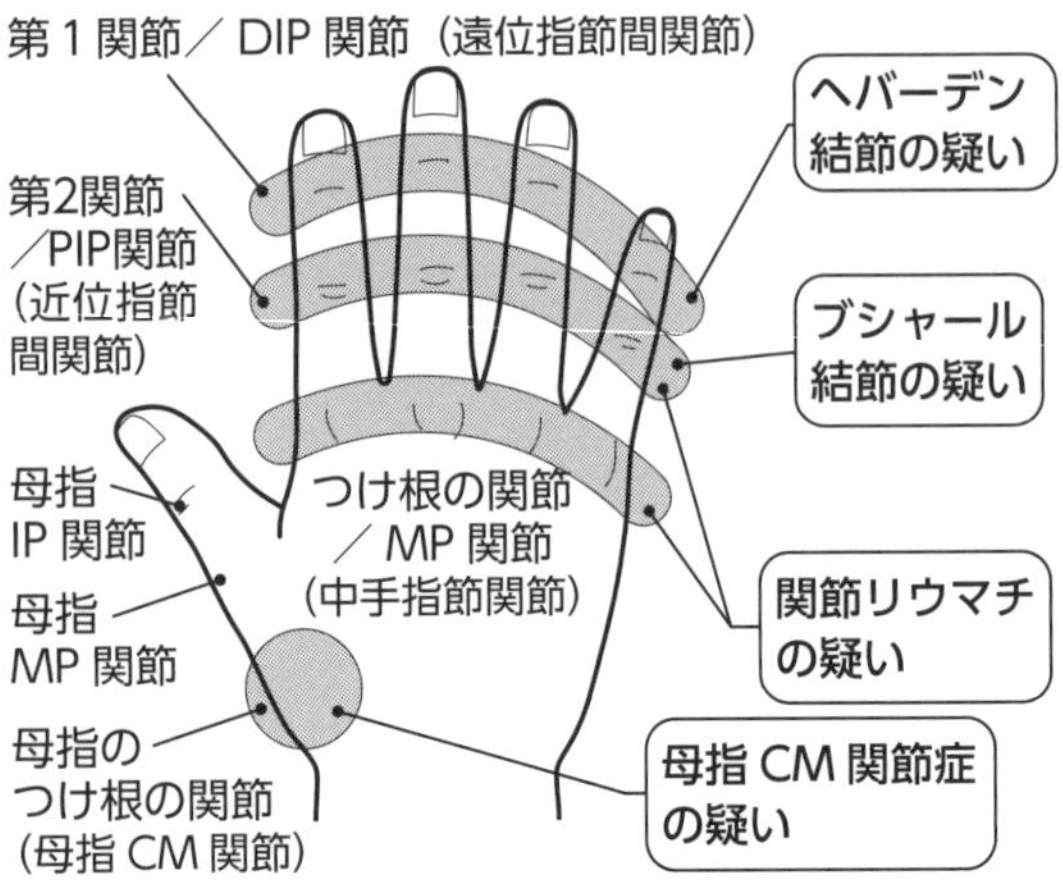

人さし指から小指にかけての第1関節（DIP関節）が赤く腫《は》れたり変形したりして痛む場合は、ヘバーデン結節が疑われます。関節の軟骨が摩耗することで骨が変化して骨棘《こつきょく》（骨のトゲ）ができるため、腫れた部分に触れると硬さを感じます。指の甲側にミューカシスト（粘液嚢腫《のうしゅ》）という水ぶくれのような出っぱりができることもあります。第1関節の痛みのために指を動かすことが難しくなるため、小さな物をつまむなど、細かな指先の動作がしにくくなります。

同様の症状が第2関節（PIP関節）に現

れた場合は、**ブシャール結節**の疑いがあります。ブシャール結節は、へバーデン結節が起こってある程度進行した後に起こるのが一般的です。症状は似ていますが、第１関節よりも第２関節に起こる痛みや動かしにくさのほうが、日常生活動作に対する影響は大きく、鍋の持ち手、傘《かさ》の握り、車のハンドル、ドアノブをつかむ動作が難しくなり、生活に不便が生じます。

第２関節と**指のつけ根の関節**（中手指節関節：ＭＰ関節）に痛み・腫れがある場合は、**関節リウマチ**の疑いも出てきます。第２関節に症状が現れる点はブシャール結節に似ていますが、関節リウマチは、腫れた部位がブヨブヨとして軟らかいという特徴があります。関節リウマチでは関節を包む滑膜《かつまく》が増殖したり、その周囲に関節液がたまったりすることで腫れが生じますが、これらは軟らかい組織なので、へバーデン結節やブシャール結節の骨棘のような硬さがないのが特徴です。また、関節リウマチの場合は、左右対称に症状が出ることが多いという傾向もあります。

親指のつけ根の関節（母指ＣＭ関節）の痛みや腫れは、**母指ＣＭ関節症**の疑いがあります。腫れたところを押すと痛みがあり、少し親指をねじるようにすると、強い痛みを感じます。ただし、親指のつけ根の関節には、関節リウマチや腱鞘炎《けんしょうえん》（指を動かす腱とその周辺の組織の炎症）でも症状が現れることがあります。

（岩本卓士）

Q5 ヘバーデン結節、ブシャール結節、母指CM関節症は治りますか？　どう治療しますか？

いずれの病気も、一定期間が過ぎれば痛みや腫《は》れは治まることが多いですが、その期間には個人差があり、数ヵ月の人もいれば、1～2年という人もいます。骨棘《こつきょく》（骨にできるトゲのようなもの）ができたり関節の骨の間が狭くなったりして、関節が変形して固まったり、動かしにくくなったりする場合もあります。

治療は保存療法（手術以外の治療法）が中心となります。痛み・腫れが強い急性期は患部を安静に保ち、動かすと痛い場合はテーピングや装具で固定します（40ページ参照）。痛みに対しては消炎鎮痛薬（内服薬、外用薬）や関節内へのステロイド薬の注射を行います。

（岩本卓士）

Q6 ヘバーデン結節、ブシャール結節、母指CM関節症は手術することもありますか？

手指の関節の変形が進行して、痛みが治まらなかったり、関節が動かせず日常生活に支障をきたしたりする場合は、手術をすることもあります。

一般に、第１関節（指のつけ根から最も離れた関節。遠位指節間関節：ＤＩＰ関節）よりも第２関節（指のつけ根から１つ離れた関節。近位指節間関節：ＰＩＰ関節）の機能障害のほうが、日常生活で物をつまんだり持ったりする動作をするときの不便が大きくなります。

そのため、ヘバーデン結節で第１関節（ＤＩＰ関節）の痛みや変形が強い場合は**関節を固定**

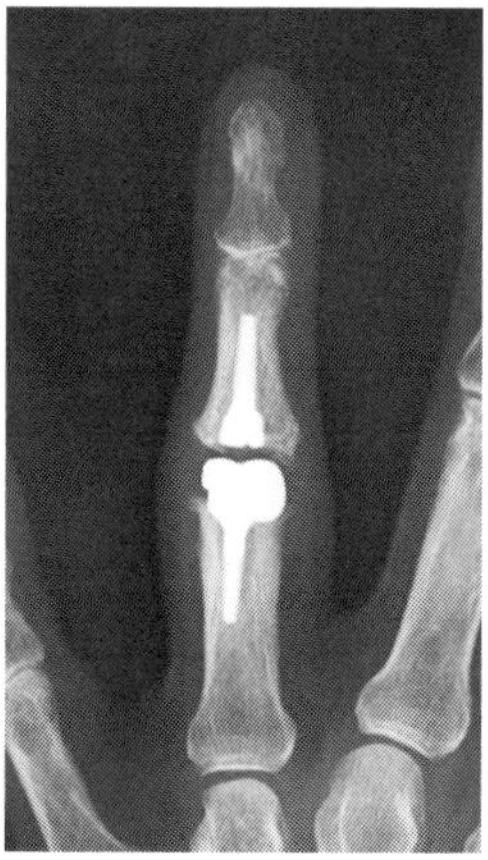

ブシャール結節に対する人工指関節置換術

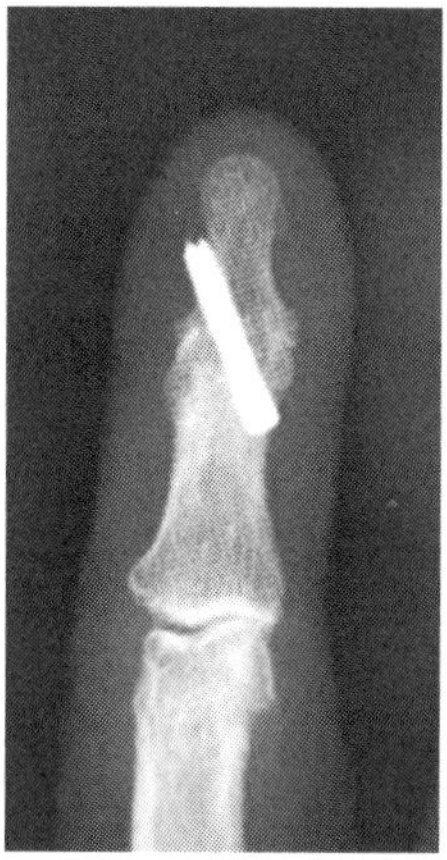

ヘバーデン結節にスクリューを用いた関節固定術

する手術（固定術）、ブシャール結節の場合は、破壊された第2関節（PIP関節）の代わりに人工関節を挿入する手術（人工指関節置換術）が行われるのが一般的です。

母指CM関節症で痛みが強く、亜脱臼《あだつきゅう》（関節が外れかけること）があって変形が強い場合は、関節固定術や関節形成術などの手術をすることがあります。

関節固定術は、関節をボルトで固定するため親指の動きに制限がかかりますが、痛みはなくなり、力が入りやすくなります。関節形成術は痛みの原因となっている大菱形骨《だいりょうけいこつ》（親指のつけ根にある骨）のすべて、または一部を切除して取り除き、靭帯《じんたい》（骨と骨をつなぐ丈夫な線維組織）を再建する手術で、関節の動きは残せますが、握力が低下することがあります。

（岩本卓士）

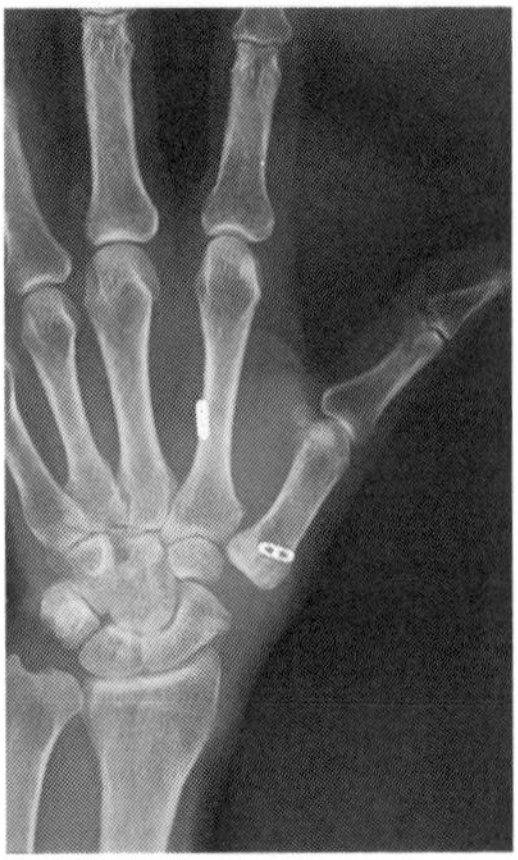

母指CM関節症の関節形成術

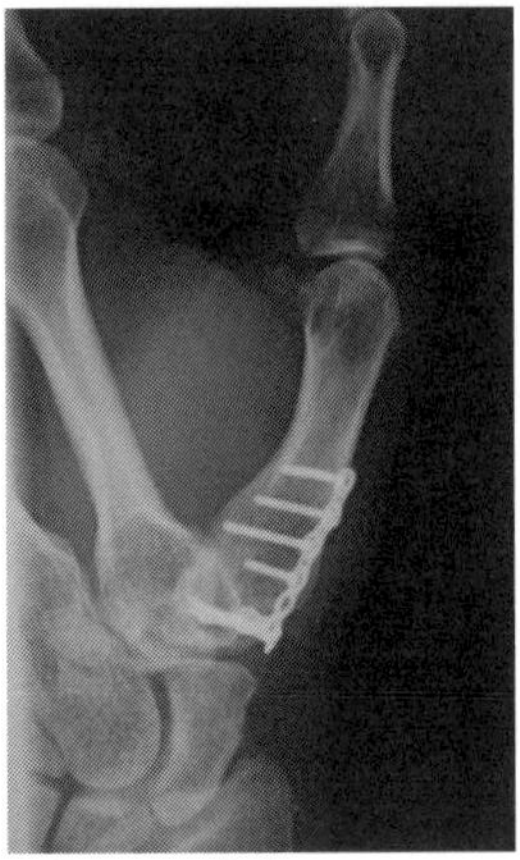

母指CM関節症の関節固定術

Q7 ヘバーデン結節、ブシャール結節、母指ＣＭ関節症は、「関節リウマチ」と何が違いますか？

ヘバーデン結節、ブシャール結節、母指ＣＭ関節症などの変形性関節症と、関節リウマチは、そもそも原因が異なります。となれば当然、症状も異なり、**変形性関節症では患部がゴツゴツと硬くなり**、関節を動かしにくくなるのがふつうです。

一方、関節リウマチでは、第2関節（指のつけ根から一つ離れた関節。近位指節間関節：ＰＩＰ関節）と指のつけ根の関節（中手指節関節：ＭＰ関節）に**痛みや腫《は》れが現れる**、**朝起きたときの手指のこわばり**、**症状が左右対称**、**腫れた部分がブヨブヨと軟らかい**、といった特徴があります。

ただし、こうした症状だけでは鑑別が難しいケースもあるので、確定診断には血液検査などのくわしい検査と、専門医による診察が必要です（第8章参照）。（岩本卓士）

Q8 ヘバーデン結節、ブシャール結節、母指CM関節症から関節リウマチに移行することはありますか？

ヘバーデン結節、ブシャール結節、母指CM関節症などの変形性関節症から関節リウマチに直接的に移行することはありませんが、関節リウマチと合併することは日常的によくあります。

（岩本卓士）

第3章

腱鞘炎・ばね指についての疑問2

Q9 「腱鞘炎」「ばね指」とはなんですか？どんなセルフチェック法がありますか？

手指には筋肉がほとんどなく、腕の筋肉から伸びる腱《けん》（骨と筋肉をつなぐ丈夫な線維組織）で曲げ伸ばしをしています。腱は腱鞘《けんしょう》という筒状の組織の中を通っていますが、手の使いすぎなどで腱と腱鞘の間の摩擦から炎症が起こって「腱鞘炎」になると腫《は》れが生じ、腱が腱鞘の中をスムーズに通れなくなります。

ばね指

腱が腱鞘に引っかかり、スムーズに通れなくなる

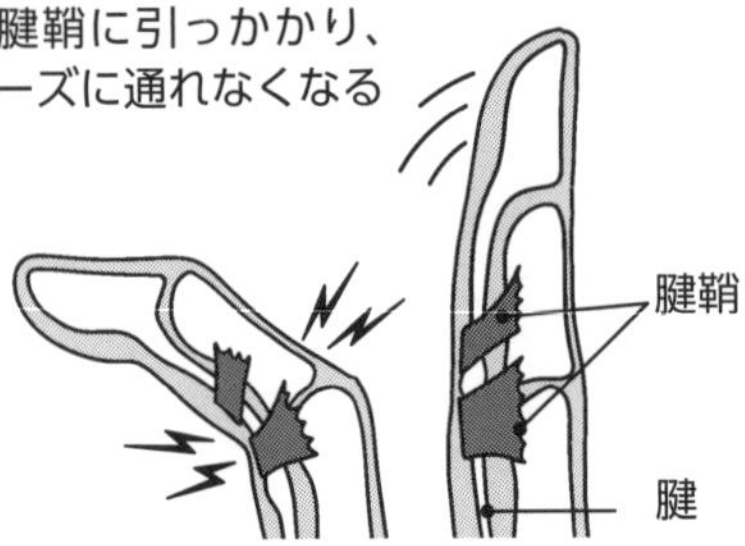

ばね指は、手指の手のひら側にある屈筋腱（指を曲げるための腱）に起こる腱鞘炎です。炎症による痛みのほか、手を開こうとすると腱鞘に腱が引っかかって指が開きにくくなり、カックンとはねるように開くような症状が現れます。指を動かすと指の手のひら側のつけ根に痛みや熱感があったり、指の曲げ伸ばしで引っかかる感覚があったりする場合は、ばね指の疑いがあります。

また、手関節（手首）の親指側を通る2本の腱に腱鞘炎が起こり、手首の親指側に痛みや腫れが生じる場合があります。これをドケルバン病（狭窄《きょうさく》性腱鞘炎）といい、親指を広げたり動かしたりすると強い痛みを感じます。母指CM関節症（21ページ参照）と似ていますが、ドケルバン病では、手首の親指側を押すと痛みを感じ、また、反対側の手で親指を握り、小指側に引っぱると痛みが強まります。（岩本卓士）

ドケルバン病

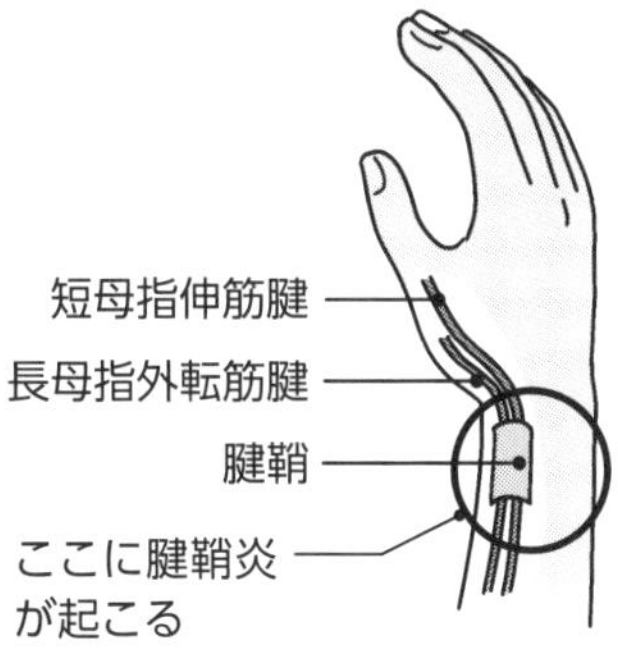

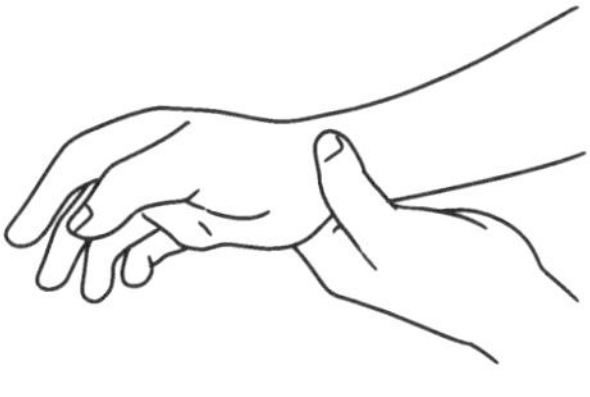

手首の親指側を押すと痛みを感じる

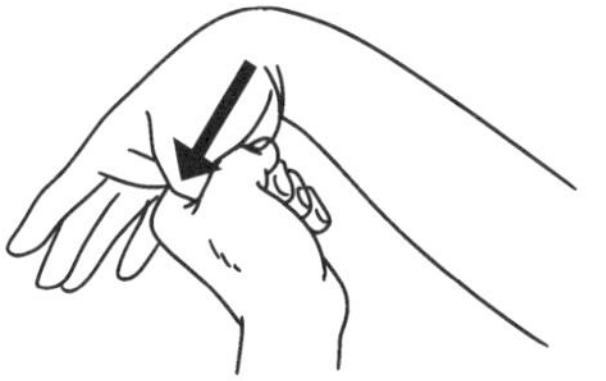

反対側の手で親指を握り、小指側に引っぱると痛みが強まる

Q10 腱鞘炎・ばね指はどう治療しますか？ 手術することもありますか？

患部の安静を保ち、炎症が鎮まるのを待つのが第一です。無理に動かすことで炎症が悪化すると、関節が動かしにくくなって、指が曲がったまま伸びなくなることもあります。

必要に応じて**テーピング**や**サポーター**（40ページ参照）などで患部を安定させ、痛みに対しては**消炎鎮痛薬**（内服薬、外用薬）を用いたり、腱鞘《けんしょう》内への**ステロイド薬の注射**を行います。

腱鞘炎・ばね指は、安静を保ち、保存療法を行っても症状が治まらない場合もあります。また、いったん症状が軽快してもくり返し発症することがあり、そのようなケースでは、腱鞘を切開して腱が通りやすくする**手術**（腱鞘切開術）を行います。一般に、手術をすれば痛みなどの症状は解消します。

（岩本卓士）

第4章

手根管症候群・肘部管症候群についての疑問4

Q 11 「手根管症候群」とはなんですか？ どんなセルフチェック法がありますか？

手根管症候群とは

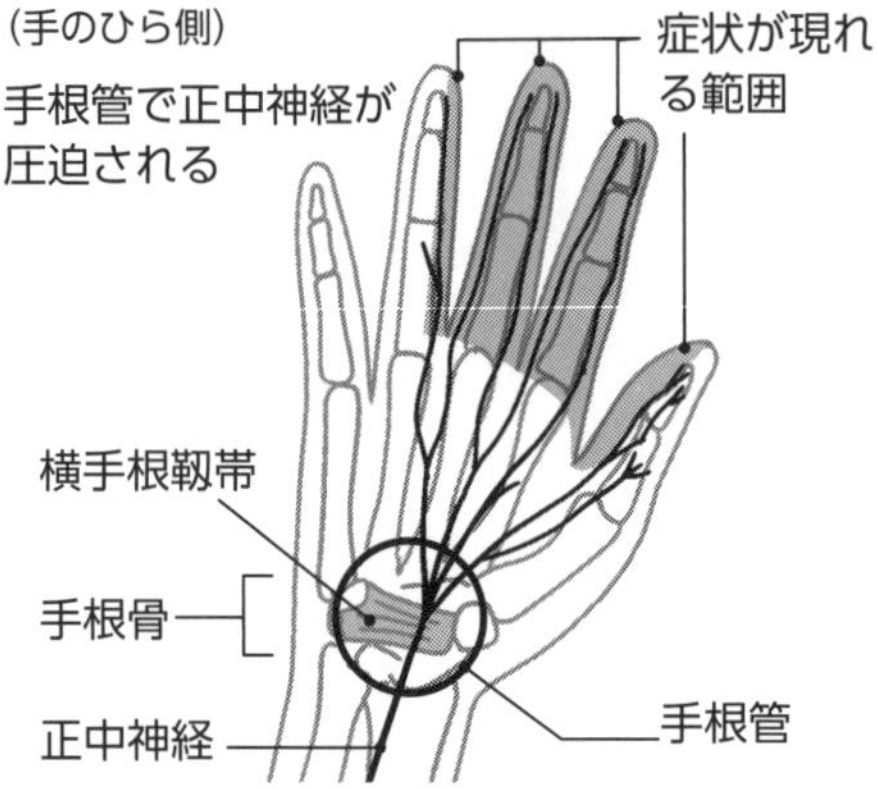

手根管は、手首の骨（手根骨）と靱帯《じんたい》（横手根靱帯《おうしゅこんじんたい》）に囲まれた狭いトンネルのようなところで、指を動かすための腱《けん》や正中神経という神経が通っています。ここで腱鞘炎などからむくみが生じて正中神経が圧迫されると、神経がつながる先の親指・人さし指・中指・薬指にしびれや痛みが現れます。これが手根管症候群です。

明け方に痛みが強まり、目覚めると手がしびれて痛むのが典型的な症状です。これは、起きているときは下半身に集まっていた水分が上半身に戻り、患部にむくみが生じるためと考えられます。起きて手を振ったり、指を曲げ伸ばしするうちに、むくみが和らいで痛みはらくになることがあります。

両手首を直角に曲げ、体の前で両手の甲を合わせてみましょう。こうして手根管を物理的に狭めて1分以内にしびれや痛みが強まる場合は、手根管症候群の疑いがあります。手根管の近く（手首の手のひら側）をたたくと痛みが指先に響く場合も、手根管症候群が疑われます。（岩本卓士）

手根管症候群のチェック

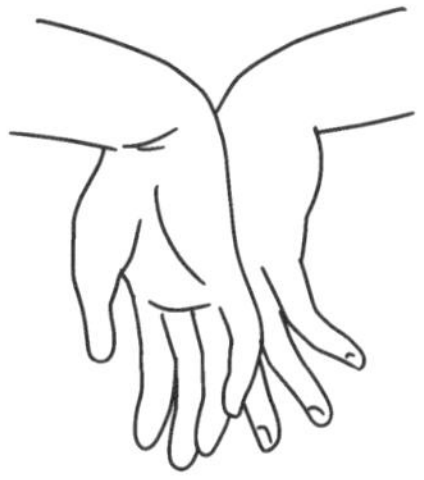

両手首を直角に曲げて両手の甲を合わせ、症状が強まるかを見る

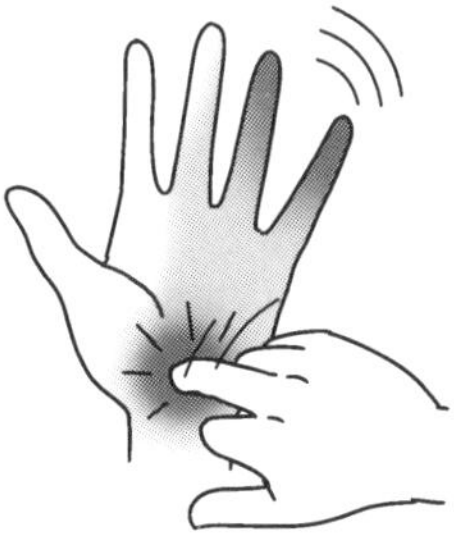

手首の手のひら側をたたくと痛みが指先に響く

Q12 手根管症候群はどう治療しますか？手術することもありますか？

サポーターなどで手首を固定し、なるべく動かさないようにして安静に保ちます。

それだけで症状が改善することもありますが、痛みを早く取りたいときは**消炎鎮痛薬**

（内服薬、外用薬）を用いたり、手根管内へのステロイド薬の注射を行ったりします。しびれに対しては、神経の回復を促すとされるビタミンB_{12}などを服用します。

これだけでは改善しない場合、症状が強い場合、また、病状が進んで親指を動かす筋肉がやせてしまい、指を動かしにくくなっている場合などは、手根管解放術（横手根靱帯《おうしゅこんじんたい》を切開して正中神経への圧迫を除く）という手術を行います。（岩本卓士）

Q13 「肘部管症候群」とはなんですか？どんなセルフチェック法がありますか？

ひじの内側にある肘部管《ちゅうぶかん》というトンネル状の部位で、尺骨神経という神経が圧迫されたり牽引《けんいん》（引っぱられること）されたりして、神経がつながる先の**薬指と小指にしびれや運動障害が生じる**ものです。神経への圧迫や牽引《けんいん》は、関節の変形、靱帯《じんたい》（骨と骨をつなぐ丈夫な線維組織）などの炎症、ひじ関節の組織にできたガングリオン（ゼリー状の物質がつまったコブ）などから起こります。過去にひじの周囲を骨折したことがある人、加齢などでひじ関節に変形が生じている人、大工さんや野球選手などひじ

肘部管症候群

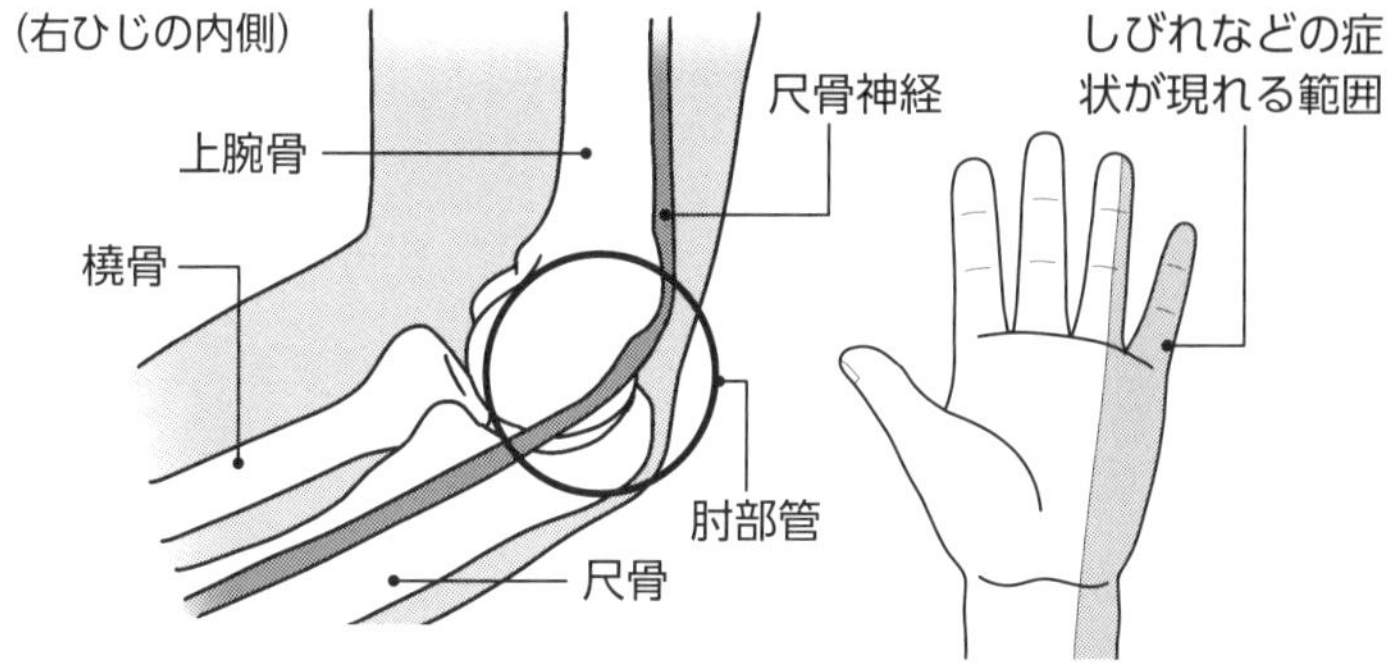

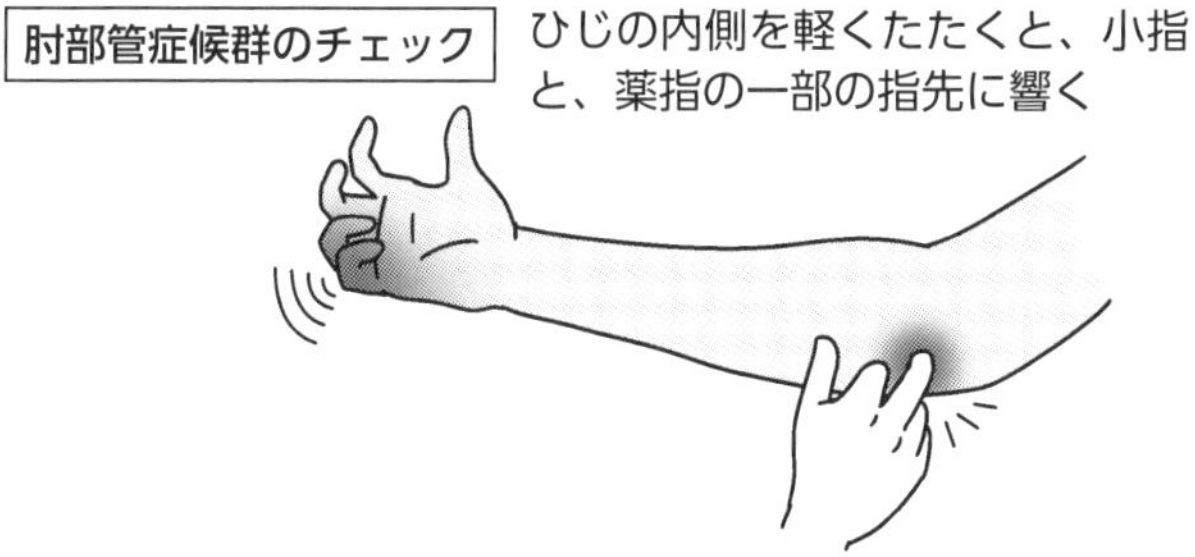

を酷使する人に起こりやすいといわれます。

本やスマートフォンなどを手に持って見たり、ほおづえをついたりなど、ひじを曲げた姿勢でしびれが強まる場合、肘部管症候群の可能性があります。

また、ひじ関節の内側をたたくと、小指と薬指の一部の指先にまでしびれが走る場合も肘部管症候群が疑われます。ただし、異常がなくてもこの部位をたたくとしびれを感じるので、左右の腕で症状の強弱を比較する必要があります。（岩本卓士）

Q 14 肘部管症候群はどう治療しますか？手術することもありますか？

肘部管症候群の手術

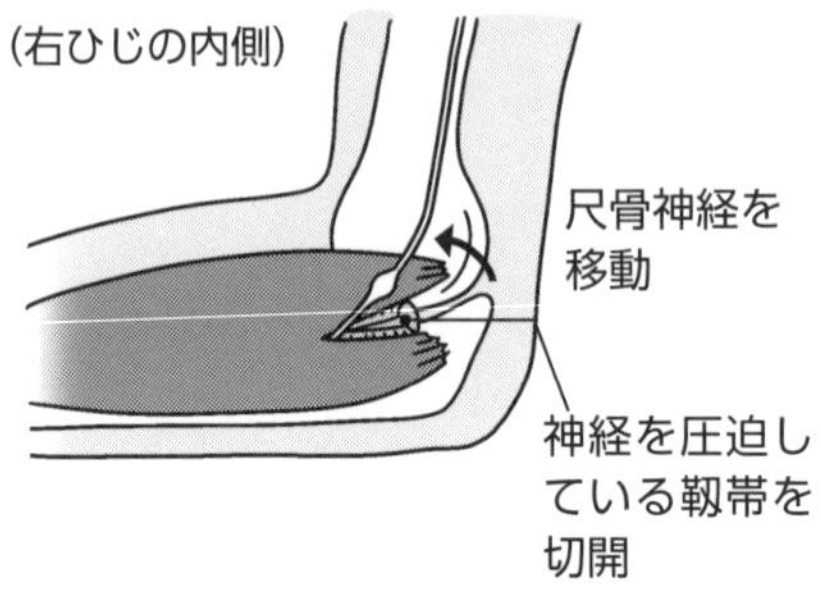

しびれやひじの痛みに対しては、消炎鎮痛薬や、神経の回復を促すとされるビタミンB_{12}などを内服します。安静を保って炎症を鎮めるため、ひじ関節が曲がらないよう伸ばした状態で装具を用いて固定することもありますが、日中の生活に支障があれば、夜間だけ行う場合もあります。

軽症や発症初期であれば、保存療法（手術以外の治療法）で症状の改善が期待できますが、それだけでは改善が見られず、症状が強いときは、手術を行います。尺骨神経を圧迫している靭帯《じんたい》を部分的に切開して神経を解放する手術や、圧迫を取り除いた後、ひじを曲げても圧迫されないような位置に神経を移動する手術などを行います。

（岩本卓士）

第5章

手指の痛みのセルフケア・リハビリについての疑問13

Q15 ヘバーデン結節、ブシャール結節、母指CM関節症では、日常生活で工夫すべきことがありますか？

ヘバーデン結節、ブシャール結節、母指CM関節症（20ページ参照）の急性期（発症してまもなくの痛みや腫《は》れが強い時期）には、**テーピングやサポーター**などで**患部を固定**し、**安静**を保ちましょう。症状が強いときは消炎鎮痛薬（内服薬、外用薬）が用いられます。

日常生活では、**痛みの出る動作をさける**工夫が必要です。例えば、カバンは指で持たず、手首やひじにかけるようにしましょう。細い物を握ったりつまんだりすると痛みが出やすいので、筆記具やスプーンなどはできるだけ**握りが太いタイプ**を選ぶか、握りを太くする補助器具などを使って、手指の関節の負担を軽くします。文房具などの日常の道具は、力の弱い人にも使いやすい**ユニバーサルデザイン***のものが商品化されて

患部を固定し、道具を工夫する

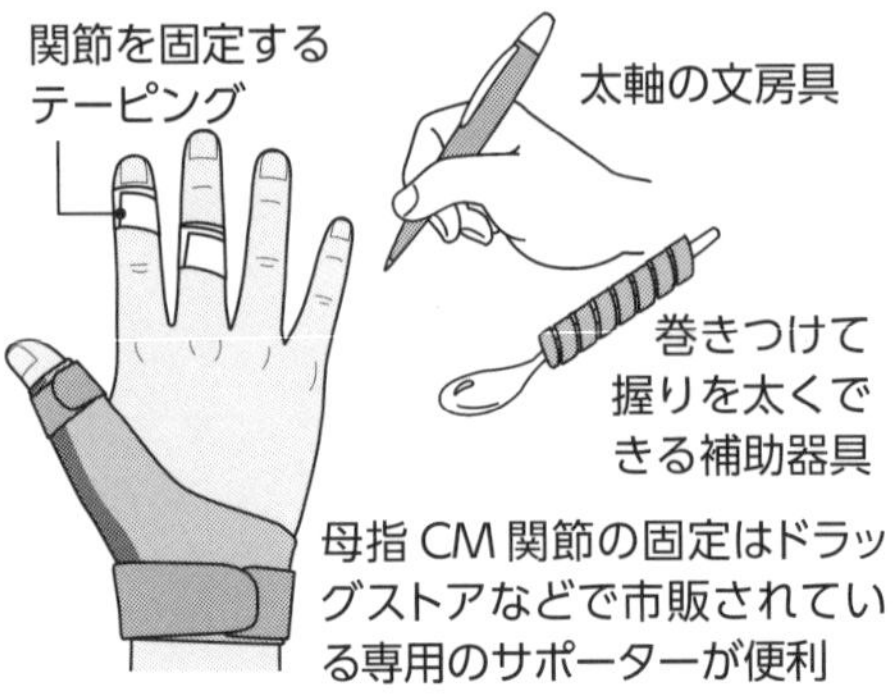

＊ 年齢・身体能力・性別などにかかわらず、すべての人が使いやすいように考えられたデザイン。

いるので、活用すると便利です。

（阿部　薫）

Q16 ヘバーデン結節、ブシャール結節で推奨される運動療法はありますか？

炎症が強い（赤みを帯びて熱を持ち、痛みや腫《は》れがある）急性期は安静を保つべきですが、炎症が治まって痛みが和らいだ慢性期には、関節が固まって可動域が狭まるのを防ぐため、関節を少しずつ動かしましょう。可動域を拡大するには、ヘバーデン結節、ブシャール結節のどちらも、第1関節（指のつけ根から最も離れた関節。遠位指節間関節：DIP関節）と第2関節（指のつけ根から1つ離れた関節。近位指節間関節：PIP関節）**を無理のない範囲で曲げ伸ばしして、可動性を保つ運動療法を行うこ**

指おじぎ運動

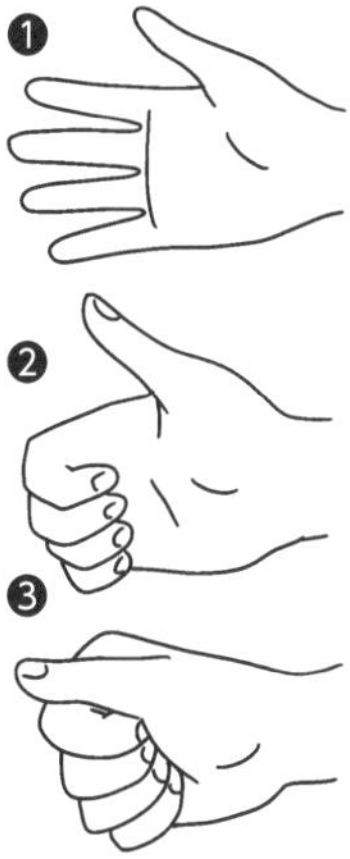

❶手を自然に開く

❷第２関節をゆっくりと曲げていく（自然に第１関節も曲がる）

❸ごく軽く手を握る

❹手を開いて❶に戻る

＊無理をせず、できるところまでに留める

とが重要です。

手を自然に開いたら、第2関節から順に指をおじぎさせるようなつもりで、ゆっくりと曲げていき、ごく軽く手を握ったら、今度は第2関節から順に指を起こしていくようなつもりで、またゆっくりと開く運動をしてみましょう。第1関節（DIP関節）は第2関節（PIP関節）に連動して曲がるので、第2関節を中心にゆっくり曲げていくとうまく動かせます。

決まった回数はありません。自分の病状に合わせて、例えば10回やってみて、つらかったら回数を減らし、らくにできるなら増やします。関節の硬さが取れてくれば、痛みの軽減も期待できるでしょう。ただし、症状が悪化した場合は決して無理をせず、中止しましょう。


（阿部　薫）

症例　痛みが治まったら無理のない範囲で指の運動を始めれば、可動域を維持できる

ヘバーデン結節・ブシャール結節では、炎症による痛みが強い急性期には患部を固定し安静を保つことで、やがて痛みは和らいでくるのがふつうです。このタイミングで、痛くない範囲で「指おじぎ運動」などの指の運動を始めて根気よく続けている患者さんは、関節の可動域を維持することができています。

Q17 ヘバーデン結節、ブシャール結節でマッサージは推奨されますか？

マッサージでヘバーデン結節やブシャール結節の痛みや変形が改善するという科学的な根拠はありません。

ただ、むくみがあると、神経が刺激を受けて痛みが強まることがあります。もしマッサージを行うのであれば、手指の**むくみを取る**目的で、力を入れず、患部である**関節の周辺**をやさしくなでる程度に行うといいでしょう。手指の血管は手指の両側面を通っています。したがって、両手の指を組んで、軽くこすり合わせるように動かす「**指組みさすり**」をすれば血流がよくなり、むくみの解消に役立つでしょう。

（阿部　薫）

指組みさすり

手指の血管は手指の両側面を通っている

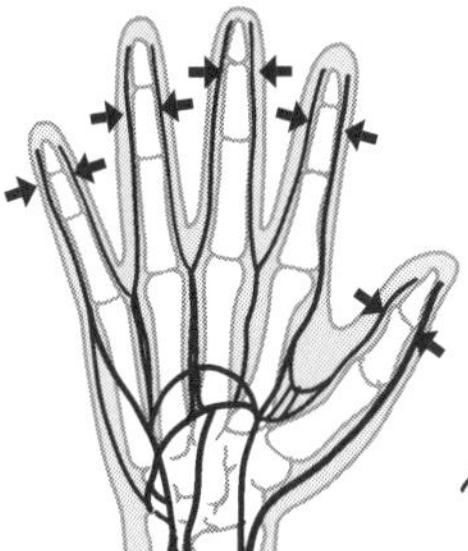

指の側面を軽くすり合わせる

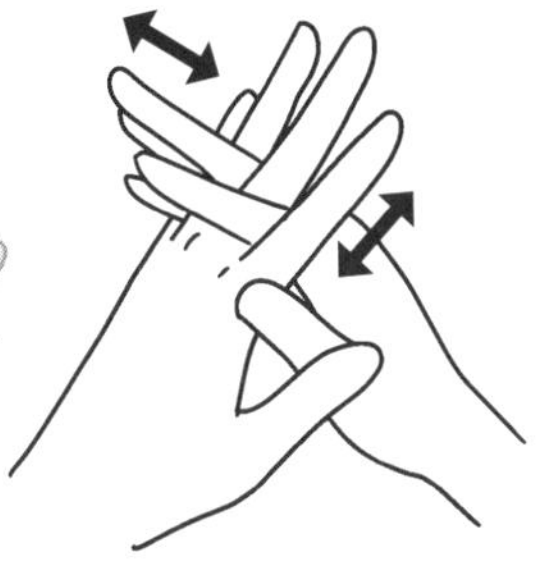

Q18 母指CM関節症で推奨される運動療法はありますか?

親指水平開き

テーブルの上に手を置いて、親指を動かし、つけ根（母指 CM 関節）から開く。3〜5回行う。無理をせず、回数は適宜加減する

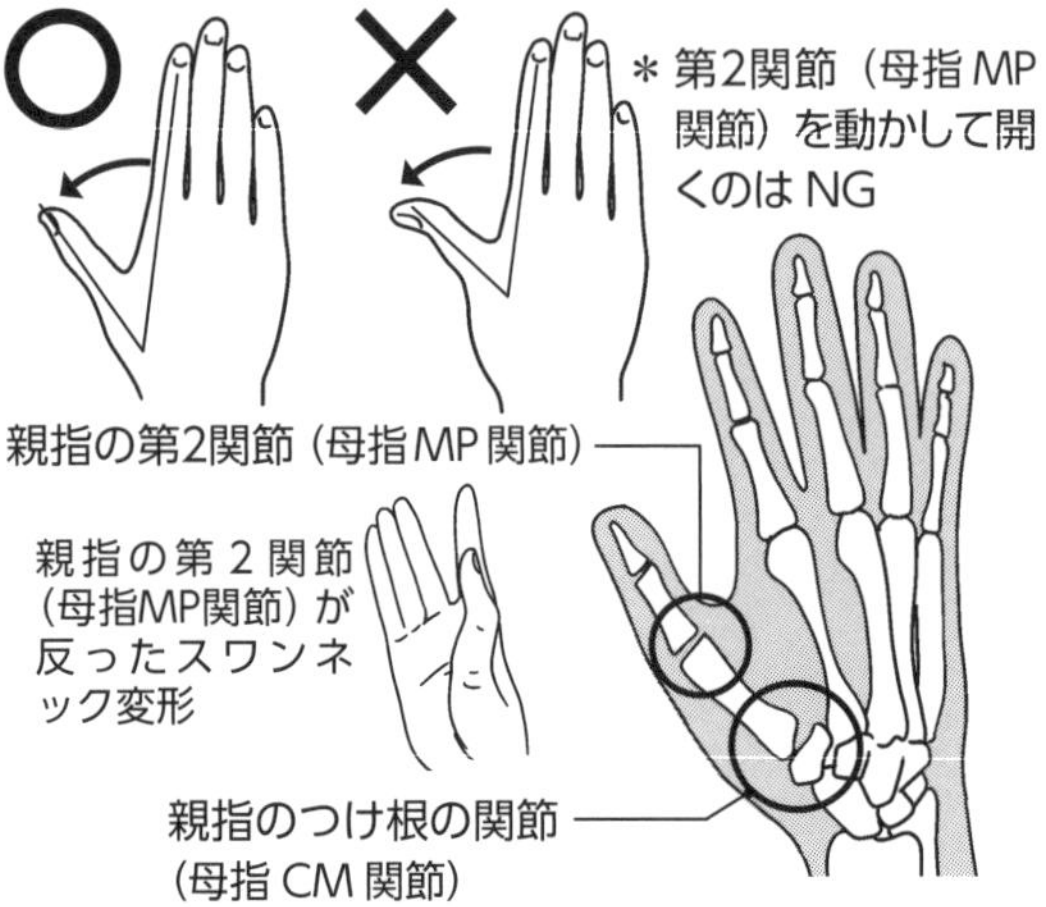

母指CM関節症（20ページ参照）では、炎症が強い**急性期**は安静を保ちます。炎症が治まって痛みが和らいだ**慢性期**には、母指CM関節の可動性を維持するために、**親指を横方向に動かす運動**をしましょう。

そのさい、親指の第2関節（母指MP関節）ではなく、つけ根の関節（母指CM関節）を動かして開くのが肝心です。母指CM関節の動きが硬いまま母指MP関節を開く動作をくり返すと、母指MP関節ばかりが反る形にな

ってスワンネック変形を招き、物をつかむ力が低下する心配があります。（阿部　薫）

Q19 母指CM関節症でマッサージは推奨されますか？

炎症が強い**急性期**は、患部を強くもむと悪化する恐れがあります。むくみを取り血流を促せば症状が和らぐ可能性があるので、その意味で、指先から手首に向かって、やさしくさする程度にしましょう。

炎症が治まり、痛みが和らいだ**慢性期**には、**母指内転筋をマッサージ**してほぐします。母指内転筋は、親指を手のひら側に曲げるときに使われる筋肉です。マッサージの目的は、母指CM関節を動かさない状態が長く続くと母指内転筋が硬直してしまい、親指を動かしにくくなるのを防ぐ

母指内転筋マッサージ

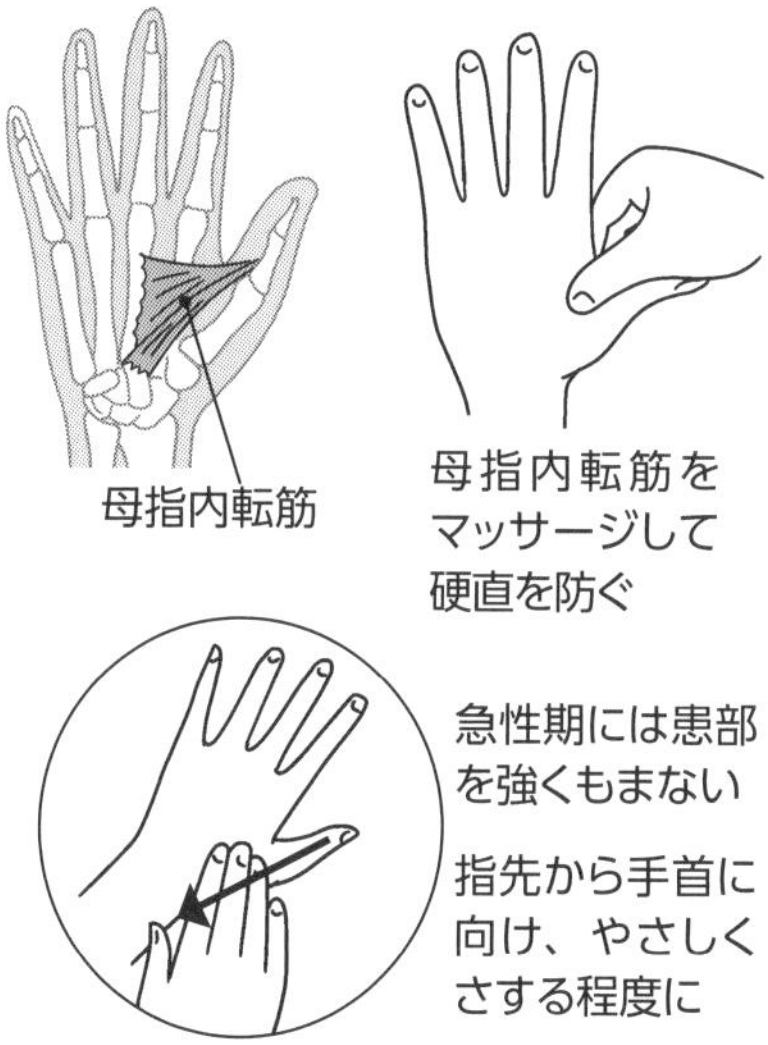
母指内転筋
母指内転筋をマッサージして硬直を防ぐ
急性期には患部を強くもまない
指先から手首に向け、やさしくさする程度に

ためです。親指と人さし指の間の骨のない部分を、反対側の手でつかむようにして、やさしくもみほぐしましょう。

（阿部　薫）

Q20 腱鞘炎やばね指では、日常生活で工夫すべきことはありますか？

腱鞘炎やばね指（30ページ参照）で、症状が強く現れている急性期は、なるべく症状が現れている指を動かさないことが肝心です。動かすたびに腱《けん》と腱鞘《けんしょう》の間の摩擦で炎症が進み、症状が悪化するからです。

特に、手をギュッと深く握ったり、力を込めて何かを握る動作をくり返したり、長時間手を握りつづけたりするのはさけましょう。例えば、金づちを握って力仕事をする、はさみを長時間使う、包丁で食材を刻みつづける、編み物を長時間するといった動作です。握りの太い道具を使ったり、反対側の手や機械を使ったりと工夫して、患部をいた

腱鞘炎・ばね指の固定

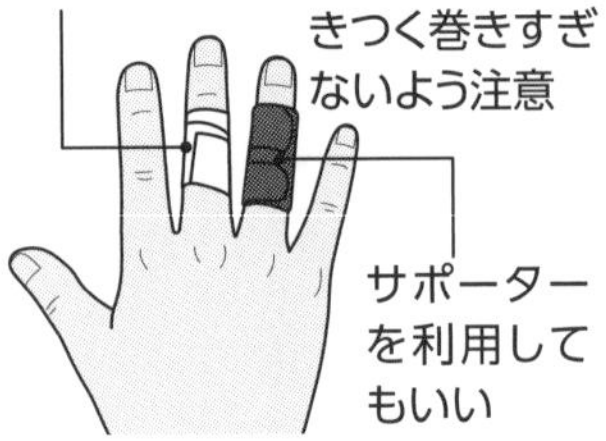
症状のある関節が動かないようテーピングで固定する
きつく巻きすぎないよう注意
サポーターを利用してもいい

わってください。可能ならテーピングやサポーターで指を固定するといいでしょう。

（阿部　薫）

Q 21 腱鞘炎やばね指で推奨される運動療法はありますか？

腱鞘炎やばね指のために指を長い間動かさないでいると、指のつけ根の腱《けん》を押さえる腱鞘《けんしょう》や周囲の組織が硬くなり、腱の滑りが悪くなることがあります。これを予防するため、強い炎症が鎮まり痛みや腫《は》れが治まって慢性期に移行したタイミングで「指ストレッチ」をして、腱の滑りをよくしておきましょう。

　テーブルの上に痛む側の手を置いたら、反対側の手を使

指ストレッチ

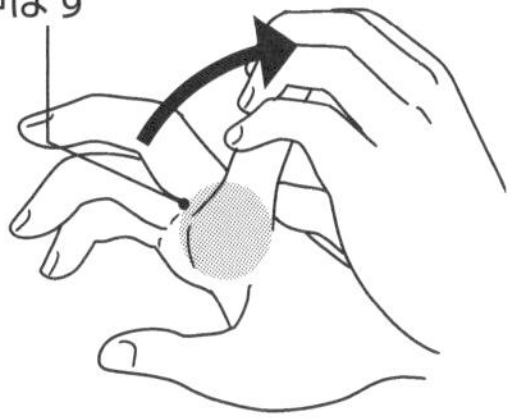

❶手のひらを下向きにして、右腕をテーブルの上に置く

❷左手で右手の人さし指を持ち、指のつけ根をゆっくりと反らせる

❸無理のないところまで反らせたら５秒程度キープ

❹中指・薬指・小指も同様に行う

❺左手も同様に行う

＊無理をせず、できるところまでに留める

って、指のつけ根を1本ずつ、ゆっくり、じんわりと反らします。時間や回数は自分の病状に合わせて加減します。

例えば、1本の指につき3回ずつやってみて、患部に痛みや熱感がないか、逆に指が動かしやすくなったかなど、ようすを見て回数を増減しましょう。症状が悪化した場合は、決して無理をせず、中止します。

（阿部　薫）

症例　ばね指で伸びなくなった指が指ストレッチでまっすぐに伸び引っかかりも解消

植木の剪定《せんてい》などではさみを長時間使ってばね指になり指が曲がったままになるケースがよくあります。そんなときは、ステロイド薬の注射で炎症を鎮めてから、指ストレッチを少しずつ始めると、最初は伸びなかった指が徐々に伸ばせるようになり、それとともに曲げ伸ばし時の引っかかり感も解消することをよく経験します。

Q22　腱鞘炎やばね指でマッサージは推奨されますか？

腱鞘炎やばね指は腱《けん》や腱鞘《けんしょう》の炎症なので、患部を刺激すると悪化する恐れもあります。強くもむようなマッサージはさけましょう。血液やリンパの循環をよくするという意味で、両手の指を組み合わせて軽くこすり合わせる**「指組みさすり」**（43ページ参照）や、手を心臓よりも上に上げた状態で、手指を伸ばしたまま、すべての指をゆっくりと開いたり閉じたりする運動療法**「五本指広げ」**をするといいでしょう。むくみが取れ、腱の滑りがよくなる効果が期待できます。（阿部　薫）

「五本指広げ」のやり方

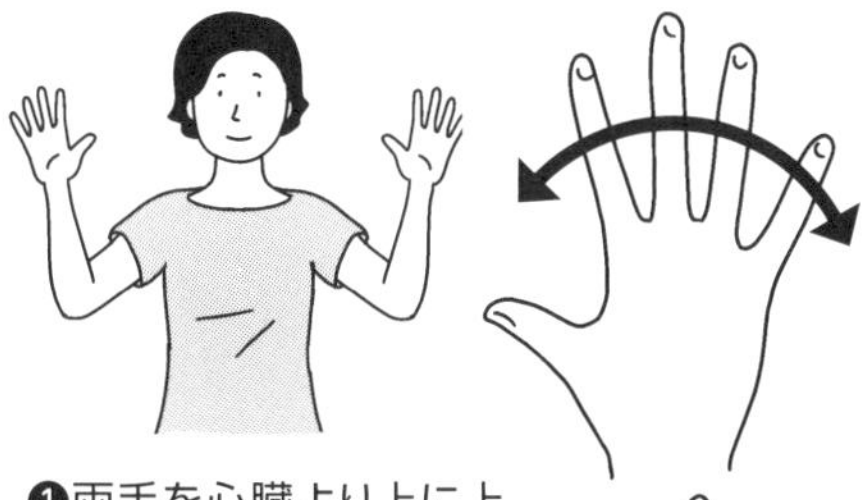

❶両手を心臓より上に上げる

❷手指を伸ばしたまま、ゆっくりと開いたり閉じたりする

＊無理をせず、回数は適宜加減する

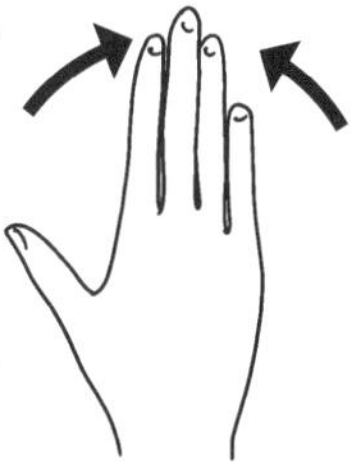

Q23 手根管症候群では、日常生活で工夫すべきことはありますか？

手根管症候群（34ページ参照）では、炎症が強い急性期は患部を冷やしてもいいですが、血流が悪くなるとしびれが出やすくなるため、気持ちがいい程度に留め、冷やしすぎに注意しましょう。炎症が治まり**慢性期に移行したら、手首だけでなく体全体を冷やさないように**することが大切です。**サポーターを使うと手首の安静と保温の両方に役立ちます**。締めつけすぎると血流が悪くなることがあるので、どんなものが適切か、医師や作業療法士に相談してください。

急性期は手首を安静に保つのが基本ですが、手首を使わなければならない場合は、サポーターを用いてある程度動きを制限したうえで、少し動かしたら十分に休憩を取るようにしましょう。

なるべく手首の曲げ伸ばしはさけ、手首を曲げた姿勢を長時間続ける、あるいは反らした姿勢を長時間続けるのもさけましょう。例えば、スマートフォン程度の軽いものでも、長時間持たないようにしましょう。

（阿部　薫）

Q24 手根管症候群で推奨される運動療法はありますか？

手首を動かすと神経が傷み、症状が悪化する恐れもあるので、安静を保つのが第一です。試したい運動がある場合は、作業療法士など専門家に相談し、その指導のもとに行いましょう。

（阿部　薫）

Q25 手根管症候群でマッサージは推奨されますか？

患部を強くもむようなマッサージはさけましょう。血液やリンパの循環をよくするという意味で、「指組みさすり」（43㌻参照）などをするといいでしょう。

（阿部　薫）

Q26 肘部管症候群では、日常生活で工夫すべきことはありますか？

肘部管《ちゅうぶかん》症候群（36㌻参照）で、しびれや痛みの症状が出ているときは、ひじを曲げた姿勢を長い間続けたり、曲げ伸ばしをくり返したりするのをできるだけさけることです。

症状の出ていないほうの手を使ったり、本やスマートフォンなどを見るときは、手に持たず、台に置くなどの工夫をしてください。また、テーブルにひじをつかないようにしましょう。

（阿部　薫）

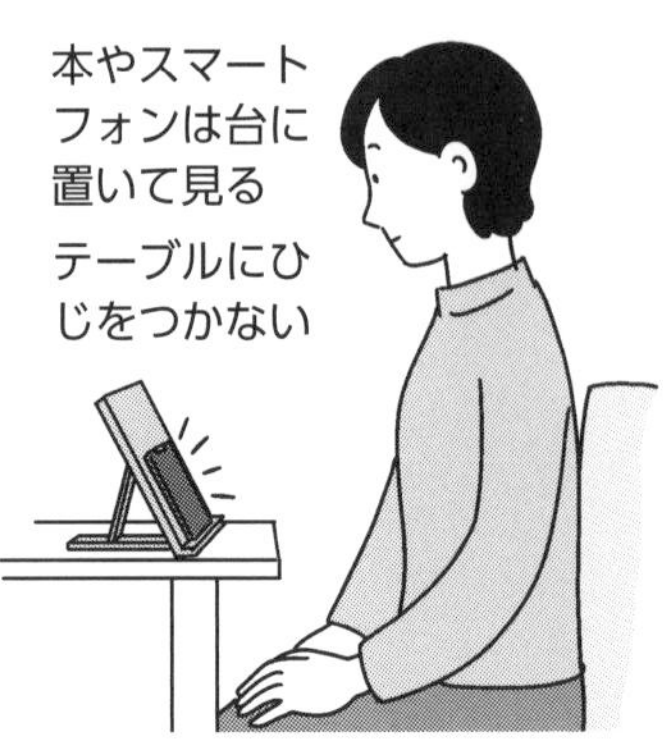
本やスマートフォンは台に置いて見る
テーブルにひじをつかない

Q27 肘部管症候群で推奨される運動療法はありますか？

ひじを動かすことで症状が悪化する恐れがあるため、安静第一です。ひじの運動療法はおすすめできません。ただ、安静を続けるうちに手指の関節の動きが悪くなることがあります。ひじは動かさずに、**「指おじぎ運動」**（41㌻参照）などの運動療法を行っておくといいでしょう。

（阿部　薫）

第6章

関節リウマチという病気についての疑問14

Q 28 関節リウマチはどんな病気ですか？

関節リウマチは、**自己免疫**（本来は細菌やウイルスなどの外敵から自身を守るためのシステムである免疫システムが、自分の細胞や組織を攻撃してしまうこと）による**炎症で関節に痛みや腫**《は》**れが生じる疾患**《しっかん》です。

痛みや腫れにより関節がうまく動かせなくなり、さらに病状が進むと日常生活動作に大きな支障が生じてくることもあります。手の指の先から2番めの第2関節（指のつけ根から1つ離れた関節、正式には近位指節間関節：ＰＩＰ関節という）、3番めの第3関節（指のつけ根の関節、正式には中手指節関節：ＭＰ関節という）、手首などの小さい関節が病気を起こしやすい場所ですが、首、あご、肩、ひじ、ひざ、足首や足の甲、指先の関節などにも起こります。

治療が行われないと、関節の炎症が続き、**関節を構成する骨、軟骨、靭帯**《じんたい》**（骨と骨をつなぐ丈夫な線維組織）などの組織が破壊され不可逆的（もとに戻らない）な機能障害が生じます**。10年程度、炎症が続くと寝たきりになってしまうこともあります。

近年では、関節リウマチを早期に診断し、治療を行うためのツールが格段に進歩したこともあり、関節の炎症を鎮め、関節の破壊を防ぐことにより、日常生活への影響を少なくすることができるようになってきました。

専門医とよく相談して治療内容を決定することが重要です。**発症早期に炎症を抑えることにより、関節破壊の進行を抑制することが可能となってきており、**病状に合わせた適切な医学的管理を行っていくことにより生命予後、健康寿命の改善が見込まれます。

（鈴木勝也）

症例 早期発見と早期治療で進行が止まり、痛み・変形を気にせず寛解を長年維持

両手指の関節の痛みとわずかな腫《は》れに気づき、近くの整形外科を受診した60代の女性は、骨に異常はなかったものの血液検査で抗ＣＣＰ抗体（１０４ﾍﾟｰｼﾞ参照）などが陽性で、初期の関節リウマチの疑いありと診断され、当院を紹介されました。

追加の血液検査や超音波検査を行った結果、関節リウマチの診断が確定し、すぐにメトトレキサートや生物学的製剤（１１９ﾍﾟｰｼﾞ参照）による薬物療法を開始。おかげで5年後の現在も関節の痛みや変形を気にせずに生活でき、「寛解」を達成しています。このように早期治療開始が功を奏して長期間にわたり寛解する症例が多く、早期発見・早期治療の大切さを日々実感しています。

Q29 「リウマチ」とはどういう意味ですか？

リウマチの語源は「rheuma《リューマ》＝流れ」というギリシャ語だといわれています。古代ギリシャの医師ヒポクラテス（紀元前460〜370年頃）が、関節が腫《は》れたり痛んだりするのは「脳から悪い液体が流れ出て関節などに停滞するせいである」と考えたことからきています。現代医学では、運動器（身体運動にかかわる関節・筋肉・靱帯《じんたい》・腱《けん》・骨・神経など）に痛みを起こす病気を総称して「リウマチ性疾患《しっかん》」といいます。

リウマチ性疾患に含まれる病気は関節リウマチ以外にも200種類以上あります。免疫の異常、代謝・内分泌《ないぶんぴつ》の異常、細菌・ウイルス感染、骨・軟骨の変形のほか、腫瘍《しゅよう》や血液疾患などほかの病気が引き金になって発症するものなど、さまざまな病気があります（次ページ参照）。

本書で扱う「関節リウマチ」はリウマチ性疾患の一つに分類される病気の名称で、ほかのリウマチ性疾患とは別の病気です。英語では「Rheumatoid Arthritis（＝リウマチ性の関節炎）」といい、頭文字を取って「RA」と略して呼ぶこともあります。

（齋藤俊太郎）

Q30 リウマチにはどんな種類がありますか？

リウマチ性疾患《しっかん》はいずれも関節の痛みを伴いますが、発症のメカニズムはさまざまです。代表的な病気は以下のとおりです。

（齋藤俊太郎）

主なリウマチ性疾患

分類	代表的な病気	痛みが起こるメカニズム
免疫異常	●膠原病とその類縁疾患 関節リウマチ 全身性エリテマトーデス 全身性強皮症 多発性筋炎・皮膚筋炎 混合性結合組織病 脊椎関節炎 シェーグレン症候群 ●その他 バセドウ病 橋本病　など	免疫機能（細菌やウイルスなどの外敵から自身を守るしくみ）が異常をきたし、みずからの体を攻撃することで関節に炎症が起こる
代謝・内分泌異常	痛風 偽痛風 糖尿病性関節炎　など	さまざまな物質を体内で利用できるよう分解・合成するプロセスが異常をきたし、尿酸などの物質が関節に付着して炎症を起こす
細菌・ウイルス感染	感染性関節炎 リウマチ熱 ライター症候群　など	細菌やウイルスが関節に炎症を起こす。また、細菌・ウイルス感染から起こる免疫異常が原因となる
骨・軟骨の変形	変形性関節症（ヘバーデン結節、ブシャール結節、母指CM関節症、変形性膝関節症など） 骨粗鬆症　など	加齢、外傷などさまざまな要因から軟骨が破壊され、関節が変化して炎症が起こる

Q31 関節リウマチの患者数はどのくらいいますか？

日本における関節リウマチの有病率は０・５〜１・０％で、１００〜２００人に１人の関節リウマチ患者がいる計算になります。最新の疫学研究では、関節リウマチ患者は全国で約83万人と推定され、年々増える傾向にあります[*1]。（齋藤俊太郎）

Q32 関節リウマチになるのは女性だけですか？

関節リウマチは、男性1に対して女性が4と比較的女性に多い病気で、特に30〜50代の女性に好発します。その理由ははっきりしていませんが、女性ホルモンの働きや、妊娠時に胎児を非自己として排除しないよう免疫系が抑制される体のしくみなどが関係するとも考えられています。ただ、男性でも特に喫煙者はリスクが高いほか、女性と比べてリウマトイド因子（１０３ページ参照）や抗ＣＣＰ抗体（１０４ページ参照）が出現しない陰性例（血清反応陰性関節リウマチという）が多くなる傾向があり、高齢で発症する場合には男女差が小さくなる傾向があります。

（齋藤俊太郎）

Q33 関節リウマチは遺伝しますか？

遺伝子も関節リウマチの発症に関与しますが、ご両親のどちらかが関節リウマチ、あるいはご親戚《しんせき》が関節リウマチであるからといって、高い確率でお子さんの世代でもリウマチを発症するわけではありません。

関節リウマチの発症には遺伝と環境の両方がかかわっています。病気には、１つの遺伝子の異常が１つの病気の発症に強くかかわる単一遺伝子疾患《しっかん》と、多くの遺伝子の違いと生活環境がそれぞれ少しずつ病気の発症にかかわる多因子疾患がありますが、関節リウマチは後者です。

関節リウマチでは、遺伝的な因子は発症に30～60％程度かかわっているとされ、そのうち約半分がＨＬＡ（ヒト白血球抗原。全身の細胞に見られる血液型のようなもの）によるとされています。環境要因としては、**喫煙、歯周病、女性ホルモン、ウイルス感染**などがあげられます。喫煙は特に男性で２～３倍発症率が高くなるという報告も

あります。さけられるものはさけたほうがいいでしょう。（竹下　勝）

Q34 なぜ私は関節リウマチになってしまったのですか？

関節リウマチという診断を受けると、関節の痛みや変形が進行して不自由になっていく病気というイメージからショックを受け、なぜ自分は発症したのか、何がいけなかったのかと自分を責めたり、悩んだりすることも多いものです。

しかし、細菌やウイルスが原因で起こる感染症や、1つの遺伝子が原因の遺伝病（単一遺伝子疾患《しっかん》という）、偏った生活習慣がもとになる生活習慣病などとは異なり、関節リウマチの原因ははっきりと特定されてはいません。現在わかっていることをまとめると、次のようになります。

❶関節リウマチは、本来は外敵から自己を守るはずの免疫システムが自分自身を攻撃してしまう病気（自己免疫疾患という。54ジペー参照）である

❷免疫システムにトラブルをもたらすリスク因子（ウイルス感染、喫煙などの化学物質、体質などの遺伝的要素、女性ホルモンの働き、身体的・精神的ストレスなど）は複

数あり、複雑にからみ合っている❶にあげた免疫システムは非常に複雑で、すべてが解明されたわけではありません。そこに❷のようなリスク因子が複雑に関係するとなると、「これが発症の原因だ」と特定することは難しいのです。

つまり、過去を振り返っても、「なぜ関節リウマチを発症したか」という問いに対する答えはまず見つかりません。したがって、自分を責める必要はありません。それよりも、よりよい未来に向けて、適切な治療を受けること、❷にあげたリスク因子のうちコントロールできるものは減らすよう心がけることのほうが有意義であるといえます。

（齋藤俊太郎）

Q35 関節リウマチになるとどんなことで困りますか？

関節リウマチが多く発症する30～50代の女性といえば、育児や仕事などで忙しい年代です。働き盛りの時期に発症し、長く治療を続けることになると、身体面のみならず生活面や心理面、社会面、経済面にも影響が及びます。

関節リウマチ患者の生活実態

生活	関節リウマチになって受けた影響	%
日常生活（影響があったと答えた4,029人中の割合）	毎日の生活が不自由になった	74.3
	家事ができない	44.1
	出費がかさみ家計が苦しくなった	30.9
	家族に気兼ね、関係悪化	18.6
職業生活（同2.510人中の割合）	関節リウマチのため休職・退職・廃業した	50.5
	仕事を続けている（いた）が、身体的には苦痛	54.1
	周囲の無理解などに悩む	13.7
	就職したかったが関節リウマチのために断念	13.0
結婚生活（同1,863人中の割合）	夫婦生活が困難に	22.1
	結婚できなかった（しなかった）	10.0
	妊娠・出産をあきらめた	12.0
社会生活（同3.389人中の割合）	親類・近所づきあい（冠婚葬祭など）の外出ができなくなった	44.9
	いわれのない差別を受けた	7.4
学校生活（同180人中の割合）	休学・留年・退学した	36.1
	進学できなかった	10.6

（公益社団法人日本リウマチ友の会『2020年リウマチ白書 リウマチ患者の実態〈総合編〉』のグラフより／複数回答）

関節リウマチと診断された年齢

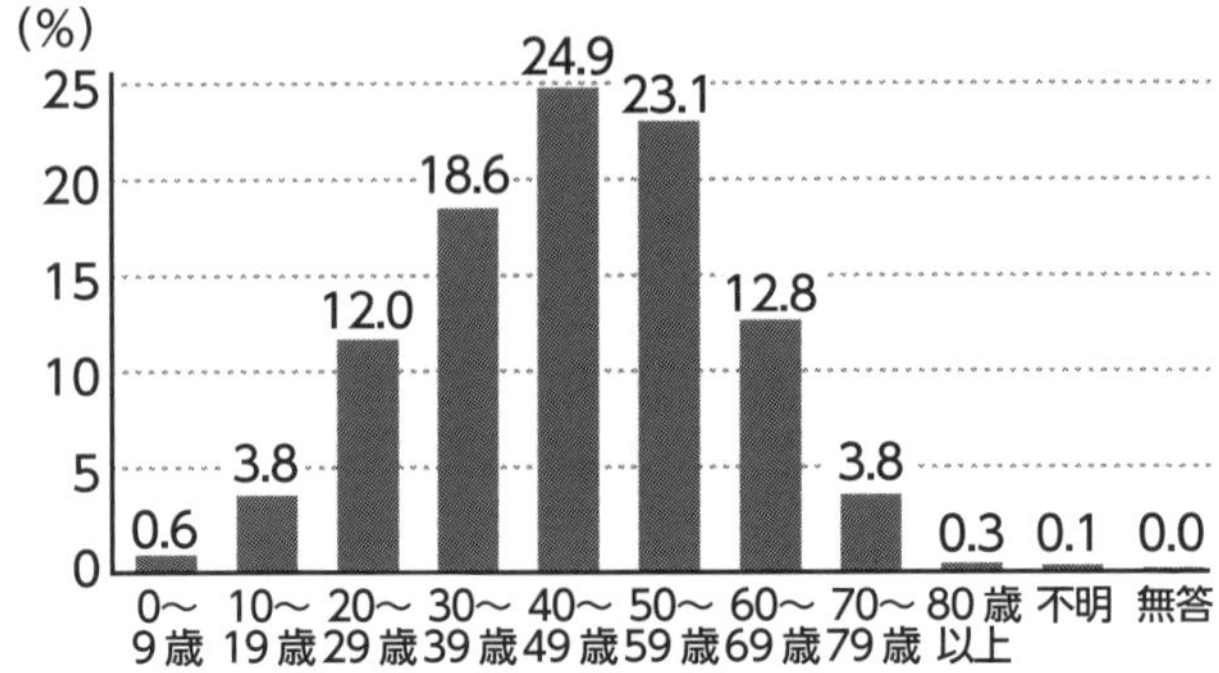

（公益社団法人日本リウマチ友の会『2020年リウマチ白書』より）

「日本リウマチ友の会」（178ジペー参照）で会員の患者さんに対して行ったアンケートによると、毎日の家事や仕事が不自由になったり、進学や就職に影響が出たりといった、さまざまな困りごとが列挙されています（前ジペー参照）。

（齋藤俊太郎）

Q36 関節の痛みがリウマチ以外からくることもありますか？

関節リウマチの方の関節の痛みは、必ずしも主要な治療ターゲットである関節リウマチの炎症からくるものではなく、下記の原因で起こることもあります。

●変形性関節症（Osteoarthritis: OA）（20ジペー参照）

変形性関節症は、関節への経年的な負担により、関節の間にある軟骨がすり減ったことで滑らかに動かなくなる疾患《しっかん》です。よく「年齢変化」といわれたことがある方もいらっしゃると思いますが、骨棘《こつきょく》という骨にトゲのような突起ができて関節が変形することもあります。これには根本的な内科的治療法はありませんが、変形が強い場合には整形外科で関節の手術を行うことがあります。一般的に40歳以上の男性の40％程度、女性の60％程度に、Ｘ線（レントゲン）画像で見て明らかに変形がわかる変形性関節症（以下ＯＡ）があると報告されています。[*1]

手のＯＡについて和歌山県と東京都の住民計１５３５名で実施されたコホート研究[*]では、平均年齢65歳のうち91・５％にＸ線検査で手のＯＡが認められ、また７・４％に疼痛《とうつう》が認められました。70歳以上においては男女ともにほぼ全員に手のＯＡが認められました。[*2] さらに関節リウマチ（ＲＡ）の患者さんでは、ＲＡのない患者さんと比較して、ハザード比（相対的な危険度の高さの比）は２・75と、ＯＡ発症リスクが高いことが示されています。[*3]

●使いすぎによる腱鞘炎《けんしょうえん》（30ジペー参照）、関節炎

関節の調子がいいと関節に負荷をかけすぎてしまい、負荷をかけている最中は痛くならないものの、後から痛みが出ることがあります。使いすぎをさけ、サポーターなどによる関節保護や、無理のない運動療法による筋力低下や関節拘縮《こうしゅく》（関節が硬くなって動かせなくなる症状）の予防が大切です。

●長年の経過による関節の変形

長年の経過によってＲＡのみならずＯＡによる影響も出ます。関節の骨や軟骨の破壊、腱《けん》のゆるみによって、関節の変形が生じ、痛みが生じることがあります。これら

＊ ある集団と比較対照する集団を一定期間にわたって追跡し、研究の対象となる病気の発生率を比較して調べる観察研究。

の痛みは現在の炎症がなくてもきたしうることがあり、気圧などの気候の変化によって変動することもあります。一般的にこれらの痛みに対して免疫を抑える抗リウマチ薬は有効ではなく、鎮痛薬やリハビリテーション、手術による対応などがあります。

●その他

ほかに、関節に痛みを生じる原因として、外傷、骨折、痛風・偽痛風、全身性エリテマトーデスや強皮症などの膠原病《こうげん》、リウマチ性多発筋痛症、乾癬《かんせん》性関節炎、ウイルスなどの感染、化膿《かのう》性関節炎、先端肥大症などの内分泌《ぶんぴつ》疾患、更年期障害、腫瘍《しゅよう》、アロマターゼ阻害薬や免疫チェックポイント阻害薬といった抗がん剤やワクチンの副反応などの薬剤性があり、関節の痛みの原因については主治医とよく相談することが重要です。

（泉　啓介）

Q37 自己免疫疾患とのことですが、なぜ自分の免疫が自分の体を攻撃してしまうのですか？

自己免疫疾患《しっかん》に分類される主な病気としては、関節リウマチのほか、全身性エリテマトーデス、全身性強皮症などがあります。いずれも原因は不明ですが、「なんらかの理由で『自己』と『非自己（異物）』を見分けられなくなる」ことが共通しており、異物として攻撃された細胞や組織の種類によって、症状が現れる部位が異なります。

免疫とは、侵入した異物（抗原）を白血球の一種である食細胞（好中球、マクロファージ）が食べて無力化したり、病原菌などに感染した細胞をT細胞が殺したり、B細胞が抗原に応じた抗体を作って抗原に結合させ、無力化したりすることで、病気を防ぐしくみです。食細胞による免疫は先天的に備わっており、特定の抗原に限定せずに作動するため「自然免疫」といい、T細胞やB細胞のように、一度侵入した抗原を記憶して備えることで体を守る働きを「獲得免疫（適応免疫）」といいます。

免疫のしくみ

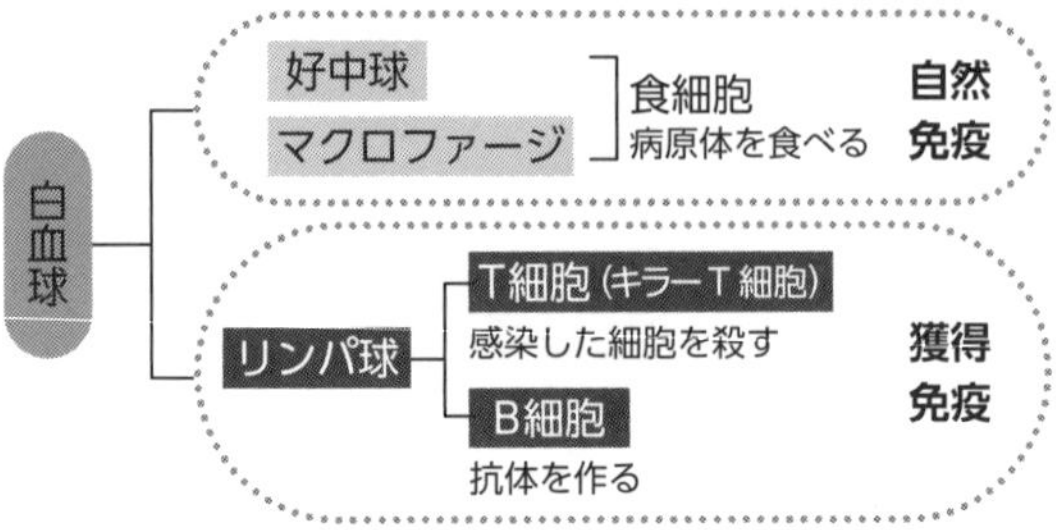

体内でもさまざまな物質が作られていますが、それらすべてに反応して抗体を作ってしまうと自分自身を攻撃することになるため、通常は自分の作ったものは見逃すよう「免疫寛容システム」が働くようになっています。ところ

が、なんらかの理由で免疫寛容システムがうまく働かなくなると、体内で作られた物質も「抗原」と見なされて（自己抗原という）抗体が作られ、攻撃が始まります。ここから起こる病気が、関節リウマチをはじめとする自己免疫疾患です。（齋藤俊太郎）

Q38 関節リウマチは治りますか？

関節リウマチの治療は1990年代のメトトレキサート（リウマトレックス®）、2000年代以降に生物学的製剤が登場したことによって大きく前進し、それ以前には達成が難しかった関節リウマチの「寛解（炎症症状の消失を意味し、関節の腫《は》れ・痛みがなく、血液検査でも炎症反応などが上昇しない状態）」が現実的に達成可能な目標となりました。[*1] 寛解に至ると関節は壊れにくくなり、日常生活やQOL（生活の質）が向上することがいくつもの臨床研究で示されてきました。[*2] 関節リウマチが進行する前、発症してから早期にしっかりとした治療を行うことで寛解に至る可能性が高まることが知られています。こうして関節リウマチの発症早期にしっかりと治療が行われ、寛解を達成した場合には関節リウマチがない状態と同じように過ごしていただく（「治った」と感じられることもあると思われます）ことは可能です。

一方で「寛解」を達成したとしても薬剤をすべて中止することは難しく、薬剤をすべて中止すると、多くの患者さんは関節リウマチが再発してしまいます。つまり、「薬剤を何も飲まない状態で治った」という状況は現状では難しいため、必要な薬剤のコントロールについては主治医とよく相談することが重要です。

ある生物学的製剤を使用して寛解を維持した後に薬剤を中止した場合、数年間で50％程度の患者さんは再発したという報告もあります。[*3] こうした意味で「リウマチの治療薬を使わずに」「治った」状態を維持するのは現状でも難しいかもしれません。しかし、薬剤の一時的な休薬や減量に関する研究も進んでおり、こうした試みができるかどうかは主治医とご相談ください。

また、すでに関節や骨が破壊され進行してしまったリウマチの場合には、こうした治療によってそうなる前の状態に戻すことは難しく、関節の破壊や変形による症状や日常生活での障害が残ってしまうと考えられています。[*4] また、これ以外にもQ36（63ページ）で紹介したように、関節の痛みは関節リウマチ以外でも起こることがあるため、関節リウマチが寛解状態であっても関節の痛みが残ってしまうこともあります。

関節の痛みがリウマチの炎症、ダメージによるものか、あるいは変形性関節症（加齢に関連した関節変化）など別の原因によるものかどうかについては、患者さんによって異なるため、主治医に関節超音波や、ＭＲＩ（磁気共鳴断層撮影）などの画像検査についてご相談ください。

（花岡洋成）

Q39 関節リウマチにおける「寛解」とはなんですか？

「寛解」とは炎症による症状の消失を意味し、関節の腫《は》れ・痛みがなく、血液検査でも炎症反応などが上昇しない状態をいいます。頻度は少ないですが一部に抗リウマチ薬の服用さえも中止し、治癒したといえる状態（ドラッグフリー寛解）にまでなる患者さんもいらっしゃいますが、現状ではここまで実現する可能性は高くないことがわかっています（Q38・68ページ参照）。

関節リウマチでは3つの寛解を治療目標としています。1つめは炎症と自他覚症状の消失を意味する臨床的寛解[※1]、2つめは関節破壊の進行がほとんど止まることを意味する構造的寛解、3つめは身体機能の維持を意味する機能的寛解です。これらの目標が達成されれば、抗リウマチ薬を内服しながら関節リウマチであることをほとんど自覚せずに、日常生活を送ることができるようになります。[*2]

近年では、薬物治療による寛解によって、体の中の分子の発現状態が健常人にどの程度近づいているかを、さまざまな分子の発現量のデータに基づいて寛解を定義する試みも行われています。[*3]

（泉　啓介）

Q40 関節リウマチのT2T（Treat to Target：目標達成に向けた治療）とはどんな考え方でしょうか？

関節リウマチにおいて、関節が破壊されるリスクを一定期間内に低リスク状態に到達させる目標達成型の治療戦略をTreat to target（T2T）と呼びます。[*1] 4つの基本原則と10のステートメント（公式の声明）によって構成されていますが、中でも重要なポイントとして、次の3つがあります。

- 関節リウマチの治療は患者さんと主治医の合意に基づき行われること
- 治療目標は臨床的寛解（炎症に伴う症状・徴候が消失した状態）、あるいはそれが困難な場合でも低疾患《しっかん》活動性（寛解ではないが症状・徴候が低下した状態）を達成

すること

・治療目標が達成されるまで密に診療し薬物治療を適宜見直すこと

イギリスで行われた臨床試験（TICORA試験）では従来型の主治医判断で加療された群と、低疾患《しっかん》活動性以下をめざす診療をした強化療法群で18ヵ月間の有効性と安全性が比較されました。その結果、強化療法群のほうが全期間を通じて疾患活動性が良好にコントロールされ、骨破壊の進行も少なく、有害事象発現率に差はありませんでした。[*3] このように、関節リウマチの診療において患者さんと治療内容・目標を共有しながら、こうした目標達成に向けた積極的な診療を行うことが望ましいと考えられています。

（花岡洋成）

Q41 関節リウマチの私は将来どうなりますか？

関節リウマチを発症した場合の治療期間は長く、10年〜20年以上という患者さんも少なくありません。場合によっては生涯にわたって治療を続けなければならないこともあります。そのため、関節の変形はどれくらい早く進むのか、歩けなくなる可能性はあるのかと、先の見通しを知りたいと思うのは自然なことです。

ただ、症状の現れ方や進行のスピードは人それぞれであるため、残念ながら、一律に経過を見通して予測することは困難です。したがって、重要なのは、関節リウマチと診断されたら、後手に回らないよう、治療を早期に開始することです。

なお、最初の診断時の検査で、❶リウマトイド因子や抗CCP抗体が陽性、❷CRP（炎症反応）の数値が高い、❸X線検査で骨びらんが見られる、❹腫脹《しゅちょう》や痛みのある関節の数が多くリウマチの疾患活動性が高い　❺歩けないなど生活習慣動作の弊害が強い、といった結果が重複しているケースは、リウマチの骨破壊が進行しやすいと考えられています。しかし、たとえこのようなケースでも、できるかぎり早く治療を開始することが、その後の経過をよくしていくことにつながります。

（齋藤俊太郎）

第7章

関節リウマチの症状についての疑問15

Q42 関節リウマチはどの関節に起こりやすいですか？

関節リウマチは骨や軟骨に炎症が起こる病気と思われがちですが、実際は関節内腔《ないくう》を覆う滑膜《かつまく》という薄い膜の炎症（滑膜炎）が始まりです。炎症により異常な滑膜が増殖し、破骨細胞（骨を破壊する細胞）を活性化する物質が作られるため、炎症が慢性化すると、骨や軟骨がしだいに破壊されていきます（79ページ参照）。

可動性がある*（動かせる）関節には滑膜があるので、どこでも関節リウマチが起こる可能性があります。ただ、実際は**手指の関節から始まるケースが最も多く**、次いで**手首の関節**となっています（次ページの表参照）。中でも**手指の第2関節**（指のつけ根から1つ離れた関節、正式には近位指節間関節：PIP関節という）・**第3関節**（指のつけ根の関節、正式には中手指節関節：MP関節という）は、関節リウマチの患者さんのほとんどで痛みや変形が起こる部位です。第1関節（指のつけ根から最も離れた関節、正式には遠位指節間関節：DIP関節という）は関節リウマチの炎症が起こることもありますが頻度は低く、変形性手指関節症（63ページ参照）をきたしやすい場所です。また、足指のつけ根も炎症が起こりやすい部位で、ほかの関節炎では足指のつけ根に炎症が起

*不動性の関節（動かせない関節）には、頭蓋骨の縫合線、歯とあごの間の関節などがある

関節リウマチが起こりやすい関節

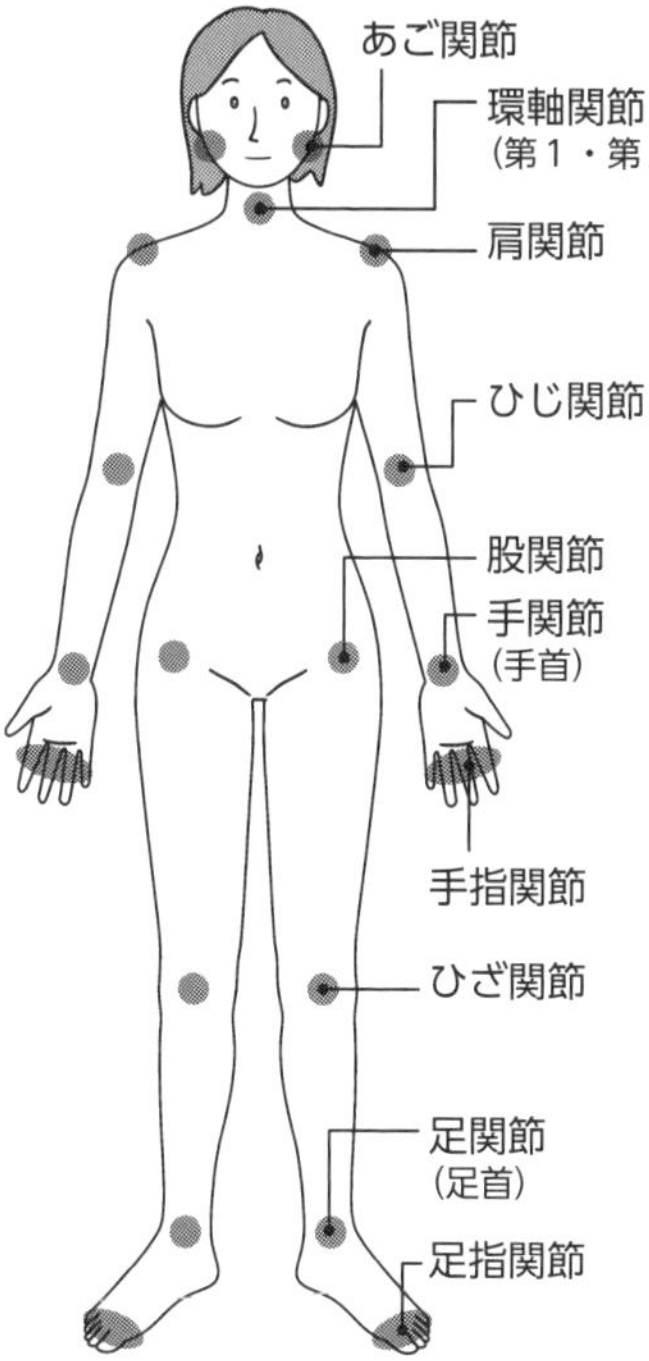

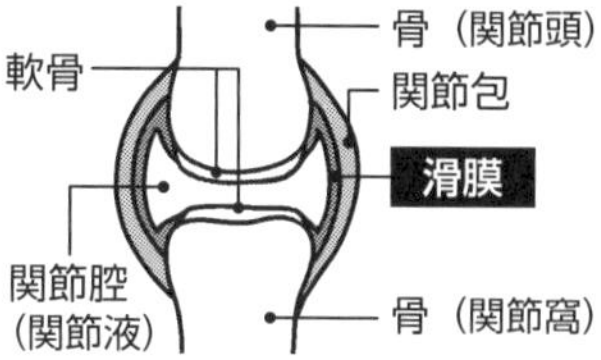

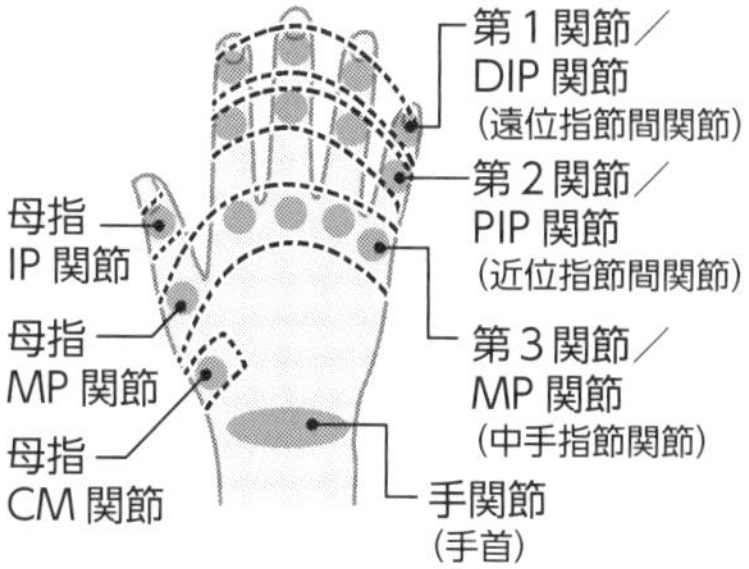

関節	罹患頻度（平均％）
手指第2・第3関節	91
手関節（手首）	78
肩関節	65
ひざ関節	64
脊椎（頸椎）	50
足関節（足首）	50
足指関節	43
ひじ関節	38
股関節	17
あご関節	8

こることはほとんどないことから、関節リウマチに特徴的な炎症といえるでしょう。

このように、関節リウマチは比較的小さな手足の関節に起こりやすい傾向がありますが、**肩、ひざ、足首、股《こ》関節、ひじ**など、比較的大きな関節でも起こるため、そのようなケースでは日常動作や歩行が困難になることがあります。

（齋藤俊太郎）

Q 43 関節にどんな症状が起こりますか？

可動性のある関節の骨と骨の間には弾力性のある軟骨があり、関節全体が滑膜《かつまく》で包まれ、内部は関節液という液体で満たされています。この軟骨と関節液のおかげで、骨と骨がぶつかって傷むのを防ぎ、関節を滑らかに動かせるのです。

関節リウマチは、滑膜に炎症が起こる病気です。炎症が起こると滑膜に新しい血管が作られ、細胞が増殖して関節液が過剰に分泌《ぶんぴつ》されるため、**関節が腫《は》れます**。同時に痛みを誘発する炎症物質（炎症性サイトカイン、プロスタグランジンなど）が作られ、**痛み**が生じます。滑膜には**むくみ**も起こり、これにより神経が圧迫されることからも、**痛み**が生じます。炎症性サイトカインは破骨細胞（骨を破壊する細胞）を活性化するため、炎症が慢性化すると骨芽《こつが》細胞（骨を作る細胞）とのバランスがくずれ、骨や軟骨の破壊が進み、**関節の変形**につながります（関節以外の症状は次ページ参照）。

（齋藤俊太郎）

関節リウマチの関節

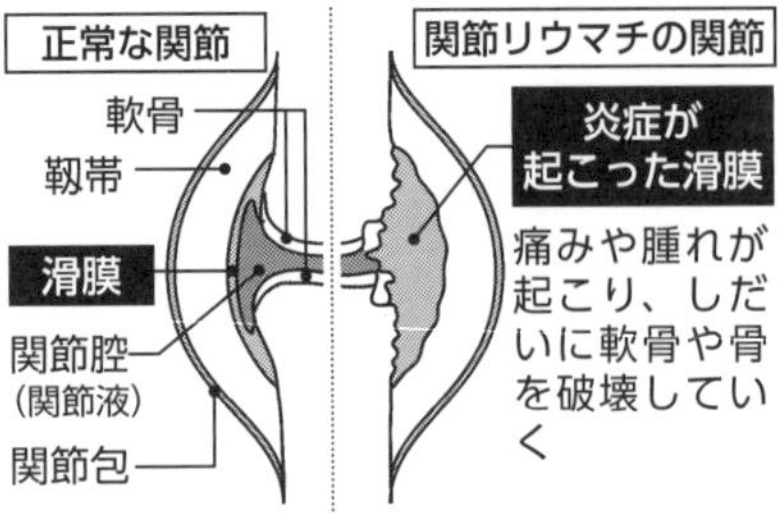

Q44 関節以外に現れる症状には何がありますか？

関節リウマチでは、関節以外にも次のような症状が現れます。

❶**間質性肺炎**《かんしつせいはいえん》……肺の肺胞（酸素と二酸化炭素のガス交換を行う袋状の組織）の間を埋める間質に炎症が起こると、組織が厚く硬くなります。すると肺の膨らみが悪くなってガス交換の効率が落ち、**息切れや空ぜき**が現れます。線維化がさらに進むと、肺が弾力を失って十分に機能しない「肺線維症」になる可能性があります。

❷**リウマチ結節**（リウマトイド結節）……ひじやひざ、指の背部、かかとなど、骨が出っぱって物に当たりやすい部分にできる**硬いしこり**です。痛みはありませんが、肺や心臓などの内臓にできると、心肺機能の低下を招くこともあります。

❸**貧血**……炎症性サイトカインが大量に生じると赤血球中のヘモグロビンの原料となる鉄の利用が妨げられます。すると、ヘモグロビン不足から貧血が起こり、酸素が体のすみずみに行き渡りにくくなって、**倦怠感**《けんたいかん》**や動悸**《どうき》**・息切れ**などが起こります。

❹**骨粗鬆症**《こつそしょうしょう》……骨密度が低下して骨がもろくなる**骨粗鬆症**は、関節リウマチと合併することが多い病気です。炎症により炎症性サイトカインが増え、その作用で破骨細胞が活性化することに加え、治療で用いるステロイド薬の影響も考えられます。

❺**リウマトイド血管炎**……まれに関節リウマチに合併することのある、動脈の血管壁に起こる炎症（血管炎）です。なお、血管炎が重度なケースで、内臓障害などを伴う難治性の関節リウマチは、「悪性関節リウマチ」*として厚生労働省の指定難病となり、医療費助成の対象となります。

・皮膚症状……炎症が起こった小さな血管が破れ、**点状出血**（爪の周囲などの皮膚に小さな斑点《はんてん》ができる）、**紫斑**《しはん》（あざ）などの内出血が起こる。血流の悪化から**皮膚の潰瘍**《かいよう》（表面組織が欠損してその下の組織が露出した状態）や手足の指の壊疽《えそ》（皮膚や皮下組織が死滅して黒変した状態）が起こる。

・神経症状……**しびれや感覚マヒ**（痛覚、温冷感、触感などが鈍る）などの**感覚神経の障害**、**運動神経**《じんぞう》**の障害**（手足の筋力低下など）が起こる。

・心臓・肺・腎臓《じんぞう》・腸などの臓器への影響……例えば、心臓では心筋炎、心膜炎を起こして**動悸や息切れ**、**胸痛**、重症の場合は**心筋梗塞**《こうそく》になることもある。肺では**せきや息苦しさ**、腎臓では**血尿やたんぱく尿**などが起こる。

・目への影響……目の強膜《きょうまく》（白目の部分）や上強膜《じょうきょうまく》（強膜を覆う薄い膜）の**充血**、**目の痛み**が起こる。放置すれば**視力の低下**につながる。

（齋藤俊太郎）

＊関節リウマチの患者さんの0.6％程度いるとされている。

Q 45 私の関節リウマチは重症でしょうか？

関節リウマチの重症度は腫《は》れている関節の数、痛む関節の数、本人の症状、医師の評価、全身性炎症の強さ（CRP値やESRを指標とする）によって算出される総合スコア（DASやCDAIなど）によって判断します。また、関節リウマチでは発症から**1～2年後に骨の破壊が始まる**といわれています。最初は関節の変形は見られませんが、放置すれば徐々に進行し、**5～10年で関節の変形が起こり**、治療せずに放置した場合は寝たきりになってしまうこともあるので、なるべく早期に治療を始めることが非常に重要です。

診察ではX線（レントゲン）やMRI（磁気共鳴断層撮影）、エコー（超音波）などの検査画像から骨破壊の進行の度合いを判断します。

（齋藤俊太郎）

関節リウマチの進行

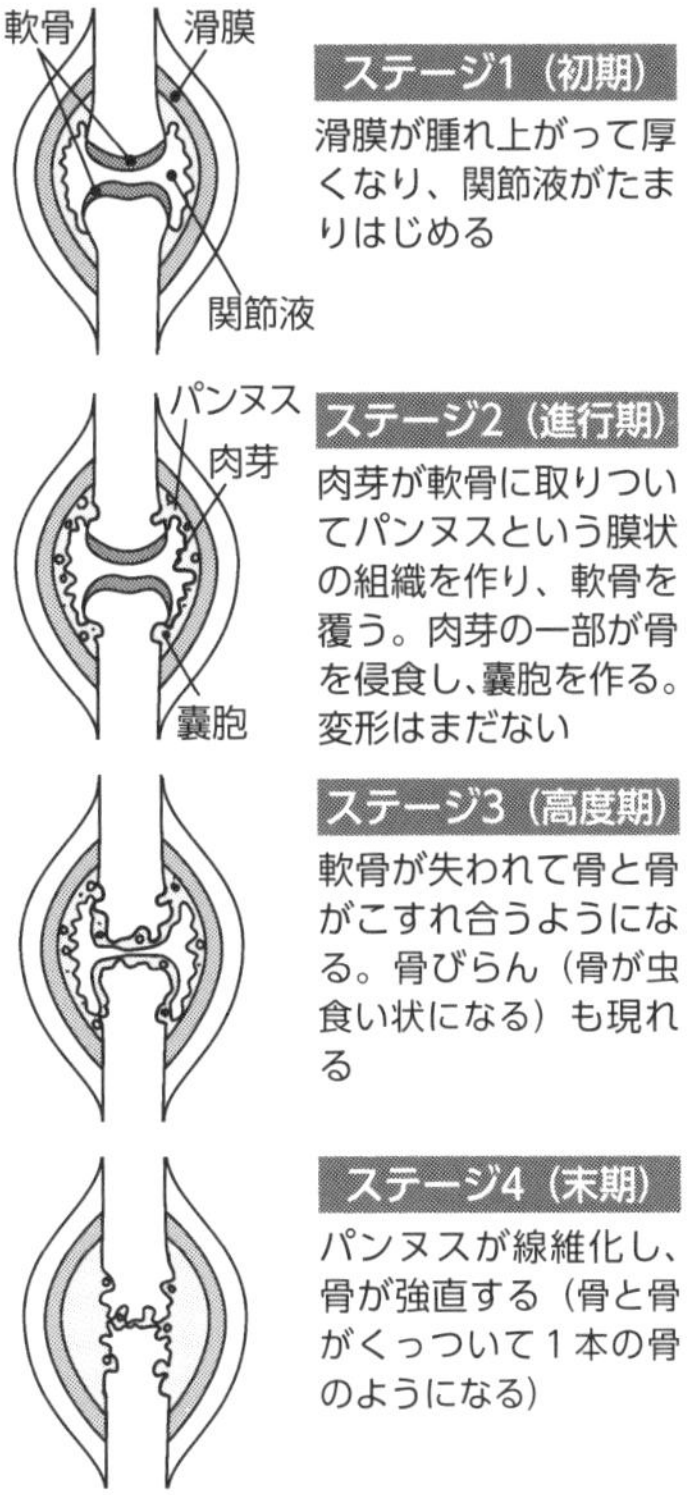

ステージ1（初期）
滑膜が腫れ上がって厚くなり、関節液がたまりはじめる

ステージ2（進行期）
肉芽が軟骨に取りついてパンヌスという膜状の組織を作り、軟骨を覆う。肉芽の一部が骨を侵食し、嚢胞を作る。変形はまだない
ステージ3（高度期）
軟骨が失われて骨と骨がこすれ合うようになる。骨びらん（骨が虫食い状になる）も現れる
ステージ4（末期）
パンヌスが線維化し、骨が強直する（骨と骨がくっついて１本の骨のようになる）

Q46 関節リウマチの初期にはどんな症状が現れますか？

初期の症状には、次のようなものがあります。

❶朝のこわばり……朝起き抜けに手や足を動かしにくい、手を握りにくいなど、関節を動かすさいに抵抗感があることをいいます。就寝中にこわばりが起きるのは、炎症によるむくみが起こるためと考えられています。こわばりは関節リウマチではない人でも見られますが、体を動かせば関節可動域の潤滑性が回復し、多くはすぐに解消します。起床後に活動を開始してもこわばりが30分以上続く場合は、関節リウマチも疑われます。人によっては数時間から1日中続く場合もあります。

❷手指の第2・第3関節の腫《は》れ……手指の第2関節（指のつけ根から1つ離れた関節、正式には近位指節間関節：PIP関節という）・第3関節（指のつけ根の関節、正式には中手指節関節：MP関節という）の腫れは、関節リウマチの人の多くに初期症状として現れ、第1関節（指のつけ根から最も離れた関節、正式には遠位指節間関節：DIP関節という）にはあまり見られないのが特徴です。腫れた部分は熱を持ち、赤

みを帯びて、さわるとブヨブヨと軟らかいのも特徴です。多くは左右対称に起こりますが、必ずしも左右対称とはかぎらず、片側だけのこともあります。たとえ片側だけであっても、手指の腫れに気づいたら、早めに医療機関を受診しましょう。

初期症状が現れるのは手指だけとはかぎらず、手関節（手首）やひじ、ひざ関節なども好発部位であり、あらゆる関節に腫れなどの初期症状が現れる可能性はあります。ごく初期には、これらの関節症状のほかに、だるさや熱っぽさといった症状が見られることもあります。

（齋藤俊太郎）

Q47 どんな痛み方をしますか？

まだ骨や軟骨の破壊がなく、滑膜《かつまく》に炎症が起こったばかりの初期の関節リウマチでは、痛みは長く続かずによくなったり悪くなったりすることもあり、安静時にはあまり痛まない場合もあります。ただ、多くの場合、腫《は》れた部位を押すと痛む「圧痛」や、物をつかんだり容器のフタを開けたりといった動きに伴う痛み「運動痛」を感じます。病気が進行すれば、安静時にも痛みが続く「自発痛」も現れます。

関節リウマチの痛みを原因別に分類すると、次のようになります。

❶炎症性疼痛《とうつう》……滑膜の炎症によって作られる発痛物質（炎症性サイトカイン、プロスタグランジンなど）や、過剰に作られる関節液によって神経が圧迫されることから起こるものです。炎症性疼痛は、切り傷のような鋭い痛みではなく、強い力で締めつけられるような痛みです。

❷機械的疼痛……関節リウマチのために弱くなった骨から生じる痛みです。関節の骨が向き合う部分には軟骨があり、関節を動かすさいの衝撃を吸収していますが、軟骨が破壊されて薄くなると、関節を動かすたびに衝撃が直接骨に伝わり、動作痛が現れるようになります。関節としてかみ合う面の骨が壊れた場合も、動くたびに摩擦による痛みが生じます。

このほか、まれではありますが、関節を動かしにくくなって血流が阻害されることから阻血性疼痛《そけつせいとうつう》、炎症による関節の腫れが非常に強い場合に、神経が締めつけられて絞扼性《こうやく》神経障害が起こることがあります。「*手根管《しゅこんかん》症候群」（34ページ参照）は、絞扼性神経障害の代表例です。

（齋藤俊太郎）

症例 手根管症候群から関節リウマチを疑った医師との連携で早期発見できた

＊ 関節リウマチによる関節の腫れは手根管症候群の原因となりうるが、関節リウマチそのものは直接的な原因ではない。

右手の人さし指と中指のしびれ・痛み、手首の腫《は》れを訴えて、近くの整形外科を受診した40代の女性は、しびれの原因は著明に腫脹《しゅちょう》した手関節炎による手根管症候群（34ページ参照）、手首の腫れおよびその他の関節の痛みは関節リウマチの疑いとの診断で、当院を紹介されました。くわしい検査で初期の関節リウマチと診断され、すぐに抗リウマチ薬による薬物療法を開始。関節の腫れが治まると同時に手根管症候群も解消しはじめ、以後3年も関節リウマチを良好にコントロールできていま す。このように、手指に腫れがなくても、おかしいと感じたら早期に受診することが、関節リウマチの早期発見につながります。

Q48 手指にはどんな変形が起こりますか？

関節リウマチで病気が進行してしまうと、手指に特有の変形が見られるようになります。主な変形には次のようなものがありますが、いずれも変形が強くなると、物を握ったりつまんだりする動作がしにくくなります。できるだけ変形が進む前に適切な薬物治療で炎症を抑えることが重要ですが、すでに変形があっても、やはりそれ以上に変形が進まないようにするための治療が必要です。変形そのものを是正するために、手術が行われることもあります（186ページ参照）。

❶尺側偏位《しゃくそくへんい》（図❶）……親指以外の4本の指が小指側に反れるように曲がる変形です。第3関節（指のつけ根の関節）の炎症がもとで関節がずれたり、亜脱臼《だっきゅう》（関節がはずれかけること）したりすることで起こります。

❷ボタン穴変形（図❷）……指の第2関節が曲がり、第1関節が反る変形です。腕の筋肉から手指に延びる腱《けん》（伸筋腱という）が第2関節の背側で裂け、そこから骨が飛び出る形を「ボタン穴を通る」とたとえたことからこの名前があります。第2関節の炎症が続き、手の甲側の関節包が引き伸ばされることによって起こります。

❸スワンネック変形（図❸）……第3関節（指のつけ根の関節）の炎症が続いて伸筋

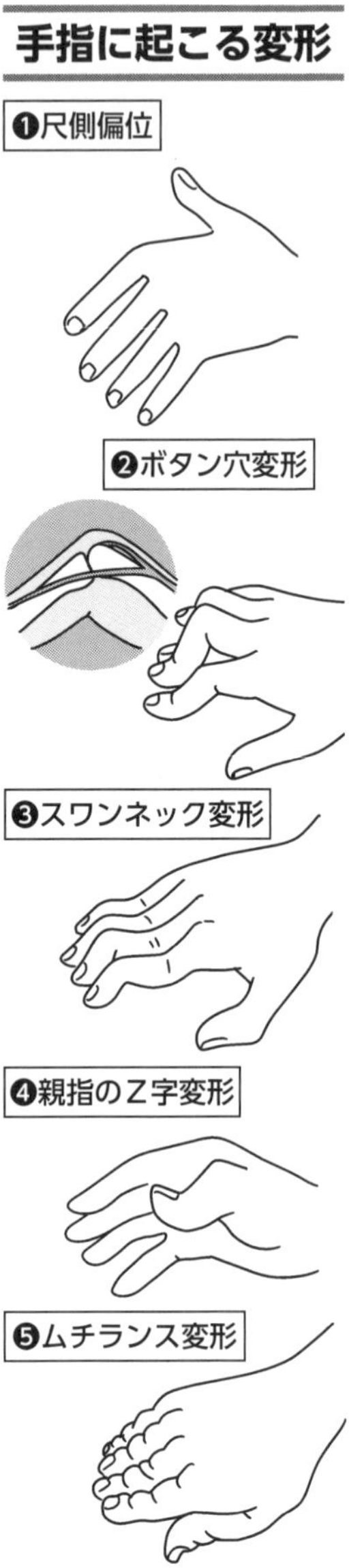

腱が手のひら側にずれ、第3関節が強く曲がる変形です。ボタン穴変形とは逆に、第2関節が反って第1関節が曲がり、首を伸ばした白鳥のような形に変形します。

❹親指のZ字変形（図❹）……親指が反るように曲がる変形です。

❺ムチランス変形（図❺）……骨や軟骨が急速に溶けて関節が破壊され、指が短くなる変形です。皮膚や腱がたるんで力が入りにくくなり、細かな作業が困難になります。骨と骨の間が離れて関節がグラグラになるため、指を引っぱると伸び縮みします。

（齋藤俊太郎）

Q49 足にはどんな変形が現れますか？

足でよく見られるのは指のつけ根の関節（MTP関節）の変形です。親指が小指側に曲がる**外反母趾**《がいはんぼし》や小指が親指側に曲がる**内反小趾**《ないはんしょうし》のほか、**槌指**《つちゆび》（親指以外の指先が曲がる）、**重複指**（変形した指が重なり合う）といった変形も現れます。変形が進む前に適切な薬物治療で炎症を抑えること、すでに変形があっても変形が進まないようにするための治療が重要です。変形そのものを是正するために、手術が行われることも

足の関節と足指の変形

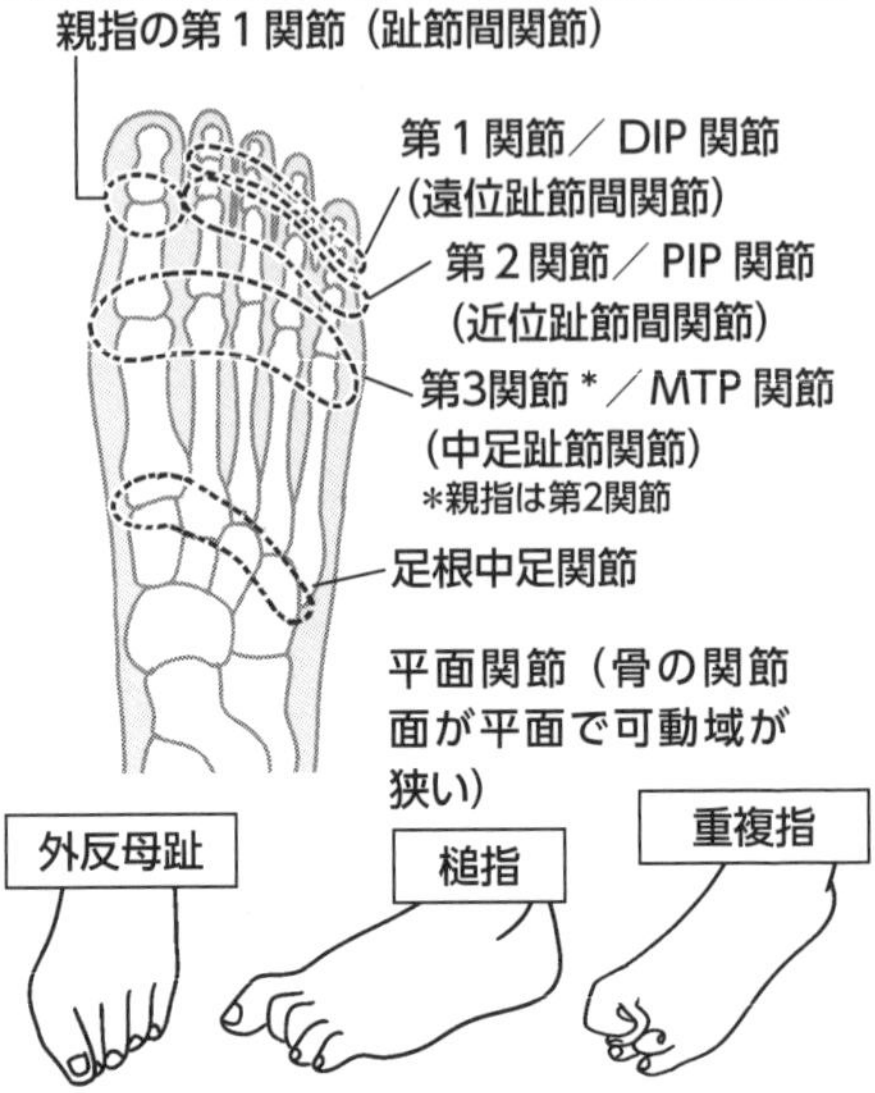

あります。

足は小さな骨が集まってできた複雑な構造で、しかも全体重がかかるため、足指が少し変形するだけで足全体のバランスがくずれ、歩行に影響を及ぼします。さらに、偏った歩行がまた変形を助長するという悪循環に陥りがちです。足指の変形がもとで足裏にタコができたり、足の形が変わって靴が合わなくなったりすることから歩行に支障が出ることもあります。（齋藤俊太郎）

Q 50
ひざ・ひじ・肩・背骨にはどんな変形が現れますか？

ひざは、関節の内・外どちらが破壊されるかで、外側へ曲がる**内反膝《しつ》**（内側が破壊）、内側へ曲がる**外反膝**（外側が破壊）、両ひざが左か右へ曲がる**波形膝**（左右どちらかで内側、もう一方で外側が破壊）といった変形が起こることがあります。しかし、これらは変形性膝関節症でもきたしうる変形であり、鑑別には注意が必要です。

ひじ関節では、骨がずれ、曲がったまま伸びなくなる変形が起こります。

肩は、手の指、手首に次いで関節リウマチが起こりやすい部位です。初期のうちは**五十肩のような症状**（肩が痛む、腕が上げにくいなど）ですが、進行して骨が破壊されると、腕が全く上がらなくなってしまいます。

背骨で変形が起こりやすいのは最も上部にある第１・第２頸椎《けいつい》（背骨の首の部分）で、ここで神経が圧迫されると、当初は**後頭部や首の痛み**が起こります。進行すれば**手足のマヒ**が生じたり、生命に危険が及んだりこともあるので、早期に発見することが重要です。腰椎《ようつい》（背骨の腰の部分）の変形は関節リウマチから起こることはまれで、腰痛の原因が関節リウマチであることはほぼありませんが、高齢者は骨の変形から**腰椎すべり症**や**腰部脊柱管狭窄《せきちゅうかんきょうさく》症**になることがあり、この場合は整形外科医への相談が必要になります。

（齋藤俊太郎）

Q51 関節リウマチと合併する可能性がある病気・症状はありますか？

合併しやすい病気には次のようなものがあります。

❶シェーグレン症候群……涙腺《るいせん》と唾液腺《だえきせん》に炎症が起こる自己免疫疾患《しっかん》で、厚生労働省の指定難病です。関節リウマチの患者さんのうち約10％程度に発症するといわれます。症状としては、目の乾燥（ドライアイ）、口の乾燥（ドライマウス）のほか、鼻腔《びくう》の乾燥も見られます。

❷続発性アミロイドーシス……アミロイド（異常な構造を持ったたんぱく質）が臓器に沈着して機能障害を起こす病気で、強い炎症が長期間続いてしまうことで発症します。例えば心臓に沈着すると息切れ、動悸《どうき》、不整脈、腎臓《じんぞう》ではたんぱく尿、消化管では下痢《げり》、消化不良といった症状が現れます。アミロイドは溶けにくく、臓器に沈着すると取り除く有効な治療法がありません。したがって、関節リウマチの炎症をコントロールして、予防することが何よりも重要です。

❸慢性甲状腺炎（橋本病）……甲状腺を攻撃する抗体ができ、徐々に甲状腺が破壊さ

れて慢性的な炎症が起こり、甲状腺ホルモンの生成が低下する病気です。**全身のだるさや寒がり、声がれ、むくみ、体重増加、皮膚の乾燥、薄毛、活動性の低下など**の症状が現れます。関節リウマチの患者さんの約５％が橋本病を併発するといわれています。

❹その他の膠原《こうげん》病……まれですが、全身性エリテマトーデスや皮膚筋炎、強皮症といった膠原病を合併することがあります。

（齋藤俊太郎）

Q52 だるいのは関節リウマチの症状でしょうか？

だるい症状（倦怠《けんたい》感・疲労感）は関節リウマチ患者さんの多くに認める症状ですが、関節リウマチ以外でも倦怠感や疲労感は生じることもあり、こうした症状を感じるメカニズムはいまだに不明なことが多いです。関節リウマチが寛解しているにもかかわらず疲労が持続することがあり、こうした場合にはさらに関節リウマチの治療を強めても倦怠感は改善せず、免疫抑制のリスクだけが上昇してしまう可能性があります。

原因は多岐にわたること、原因にかかわらず倦怠感や疲労感を明確に改善させてくれる薬は現状ではないことから、対処が可能な原因があるか、主治医と相談して検索したうえで、対応していくことが重要です。（菊池　潤）

Q53 腰痛は関節リウマチからくる症状でしょうか？

関節リウマチ自体が直接腰椎《ようつい》（背骨の腰の部分）を侵すことはまれであり、関節リウマチの患者さんの腰痛については、関節リウマチが直接的な原因とは基本的に考えません。腰痛には複数の要因が関連しますが、基礎疾患《しっかん》などがない機械的な腰痛（いわゆる一般的な腰痛：腰部筋や背骨への負担によるもの）が最多です。（菊池　潤）

腰痛の鑑別疾患（参考文献より改変）

機械的な腰痛（97%）

特発性（70%）
椎間板変性 (10%)
椎間板ヘルニア (4%)
脊柱管狭窄症 (3%)
骨粗鬆症性圧迫骨折 (4%)
脊椎すべり症（2%）
外傷 (<1%)
先天性疾患 (<1%)
腰椎分離症

機械的でない腰痛（1%）

悪性腫瘍 (0.7%)
（多発性骨髄腫、転移性腫瘍、リンパ腫、脊髄腫瘍、後腹膜腫瘍など）
感染症 (0.01%)
炎症性関節炎 (0.3%)
（強直性脊椎炎、乾癬性関節炎、炎症性腸疾患）

さまざまな疾患（2%）

骨盤臓器疾患（子宮内膜症、前立腺炎、慢性骨盤炎症）、腎疾患（尿路結石、腎盂腎炎、腎周囲膿瘍）
大動脈瘤、膵炎、胆嚢炎、穿通性潰瘍

下腿浮腫、手足のむくみと関連する主な疾患・症候群と機序

機序	疾患・症候群
血管内膠質浸透圧低下（たんぱく漏出またはアルブミン合成低下）	ネフローゼ症候群、たんぱく漏出性胃腸症、肝硬変、低栄養
静脈圧（毛細血管内静水圧）上昇（腎 Na 貯留による循環血漿量増加または静脈閉塞 / 還流障害）	腎疾患（ネフローゼ症候群、急性糸球体腎炎、腎不全）、心不全、深部静脈血栓症、腫瘤、薬物（NSAIDs、ステロイド、エストロゲン、バゾプレシン、甘草、経口避妊薬、Ca 拮抗薬）、妊娠、月経前、特発性浮腫（下肢）、肝静脈閉塞、過剰輸液、外傷
毛細血管透過性亢進	炎症（蜂窩織炎、RS3PE 症候群など）、外傷、熱傷、アレルギー、血管神経性浮腫（クインケ浮腫）、糖尿病
リンパ管閉塞または間質液膠質浸透圧上昇	がんのリンパ節転移、悪性リンパ腫、手術、外傷、甲状腺機能低下症

Q54 手や足のむくみは関節リウマチからくる症状でしょうか？

関節リウマチでは関節の炎症により関節周辺が腫《は》れるので、手足が全体的にむくむ症状は関節リウマチに特徴的とはいえません。

関節の炎症が広範で非常に強い場合には腱鞘滑膜《けんしょうかつまく》炎を伴い、手足のむくみとして症状が現れることがあります。逆にいえば、炎症が落ち着いていればむくみの原因としての可能性は低いため、対処が可

能な原因があるか、主治医と相談して検索していくことになります。

手足が全体的にむくむ原因は多岐にわたるため、多くの場合は関節リウマチが原因ではないと考えられます。一般的に内科的な浮腫《ふしゅ》の場合には腎臓《じんぞう》、心臓、肝臓、甲状腺《こうじょうせん》の機能、血栓（血液の塊）や骨盤内の腫瘤《しゅりゅう》などを検索していくことになります。

手足から水分を押し戻す働きをしている筋肉の力が衰えた場合（筋力低下）なども軽度のむくみの原因になります。

軽度の足のむくみはふだん、手足から水分を押し戻す働きをしている下肢《かし》の筋肉の力が衰えた場合（筋力低下）によっても起こりうるため、原因として考慮する必要があります。


（菊池　潤）

Q55 手や足のしびれは関節リウマチからくる症状でしょうか？

しびれは神経に関連した症状ですが、関節リウマチでは、まれにリウマトイド血管炎（78ジペー）を合併しているなど強い炎症がある場合を除いて、一般的に神経を直接的に障害する疾患《しっかん》ではなく、しびれが関節リウマチの活動性炎症による直接的な症状である可能性は低いと考えられます。

しびれの原因はさまざまですが、まずは関節リウマチ以外の原因を考えることが重要になります。

（菊池　潤）

手足のしびれと関連する疾患・症候群

<table>
<tr><th>部位</th><th>領域</th><th>疾患・症候群</th></tr>
<tr><td rowspan="3">上肢</td><td>正中神経領域</td><td>手根管症候群</td></tr>
<tr><td>尺骨神経領域</td><td>肘部管症候群、頸椎疾患</td></tr>
<tr><td>上肢遠位</td><td>頸椎疾患、ビタミンB_{12}欠乏症、過換気症候群</td></tr>
<tr><td rowspan="2">下肢</td><td>一側大腿
外側領域</td><td>外側大腿皮神経障害（異常感覚性大腿痛）</td></tr>
<tr><td>下肢遠位</td><td>腰椎症（坐骨神経痛、腰部脊柱管狭窄症）、脊髄病変、糖尿病、血行障害、ビタミンB_{12}欠乏症、restless legs症候群、足根管症候群、骨盤内臓器疾患</td></tr>
<tr><td>片側
上下肢</td><td colspan="2">脳血管障害、脳腫瘍、多発性硬化症、頸椎症性脊髄症、脊髄腫瘍など</td></tr>
<tr><td>四肢
遠位</td><td colspan="2">頸椎疾患、多発ニューロパチー（下記）
代謝性：糖尿病、甲状腺機能低下症、肝機能障害、尿毒症など
栄養障害性：ビタミンB_{12}／葉酸／ビタミンB_1欠乏症など
遺伝性：Charcot-Marie-Tooth病、家族性アミロイド多発ニューロパチーなど
薬剤性：アルコール、ビンクリスチン、イソニアジドなど
炎症性：ギラン・バレー症候群、慢性炎症性脱髄性多発根ニューロパチー、血管炎など
感染性：HIV、ハンセン病、ライム病など
腫瘍性：Mたんぱく血症を伴うニューロパチー、悪性リンパ腫、傍腫瘍症候群など</td></tr>
</table>

Q56 関節リウマチの症状は日々変わりますか？

古くから、関節リウマチの症状は、気候の変化に影響を受けるといわれています。気候の変化と関節リウマチの関係についてはいくつか調査が行われており、気圧が低く、湿度が高いほど、痛みやこわばりの症状が悪化する人が多いようです。また、精神的なストレスが強まると症状が悪化する傾向もあります。

（齋藤俊太郎）

症例　症状の変化を手帳に記録すると、コントロールがらくになる

気圧変動やストレスで症状が強まることは、関節リウマチの調査研究でも多数報告されています[*1]。実際、「病気を忘れるほど調子よく過ごせているかと思うと、症状が急に強まる日がある」という患者さんの声は、よく耳にします。ある患者さんは、手帳に、毎日の日記とともに天気や症状も記録中。「仕事のストレスが大きいと症状が強まる」「季節の変わり目や低気圧がくる前後に痛みが悪化し、腫《は》れが出現するが、その後は治まっていく」といったことに気づけて、症状が強まるタイミングを自分で把握でき、コントロールがらくにできるメリットがあるそうです。

第8章

関節リウマチの診察・検査でよく受ける質問12

Q57 関節リウマチを疑ったらどこを受診すべきですか？

関節リウマチは早期発見・早期治療が非常に重要です。手指の第2関節（指のつけ根から1つ離れた関節。近位指節間関節：PIP関節）と指のつけ根の関節（中手指節関節：MP関節）が腫《は》れるなど、身体所見は関節リウマチと考えられる場合でも、血液検査でリウマトイド因子（103ページ参照）が陰性になるケースもあるため、総合的な判断が必要で、診断は専門医でないと難しい面があります。「関節リウマチかもしれない」と思ったら、できるだけ最初から「リウマチ専門医」のいる診療科を受診することをおすすめします。**「リウマチ内科」「膠原《こうげん》病内科」**といった診療科や、整形外科や内科でもリウマチ専門医がいる医療機関を受診しましょう。専門医は次のサイトで調べることができます。専門医受診が難しい場合には、整形外科や一般内科医の先生に相談しましょう。

- **日本リウマチ学会**（https://www.ryumachi-jp.com）ホームページで「リウマチ専門医・指導医」を検索することができます。
- **リウマチ情報センター**（日本リウマチ財団。https://www.rheuma-net.or.jp）ホームページで「リウマチ財団登録医」などを調べることができます。

・日本リウマチ友の会（https://www.nrat.or.jp）専門医の紹介を行っています。会員になると受けられる専門医の医療相談などもあります。

（齋藤俊太郎）

Q58 診察ではどのようなことが聞かれますか？ どこを調べますか？

❶問診

問診は、患者さん自身にしかわからない症状や経過などについてたずね、診断に役立てるものです。次のような点についてあらかじめメモにまとめて持参すると、診察がスムーズに進みます。

・自覚症状・経過……いつから、どの関節に痛みや腫《は》れなどの症状が出たのか、いつ、どんなときに症状が強まるか、朝のこわばりはあるか、発熱や皮膚の症状など、関節痛以外の症状があるかなどをたずねます。

・家族歴……関節リウマチは遺伝子だけで発症が決定するタイプの遺伝病ではありま

せんが、遺伝的な体質も発症にかかわる場合があります（59ジペー参照）。そのため、血縁者に関節リウマチや全身性エリテマトーデス（57ジペー参照）、シェーグレン症候群（88ジペー参照）など、自己免疫疾患《しっかん》の人がいないかを聞きます。

・喫煙歴・アルコール摂取歴……喫煙は関節リウマチの発症に関係しているほか、肺に影響を及ぼし、治療の副作用の出やすさにも関係するため、いつから、1日何本程度のタバコを吸っているかを聞きます。アルコールは肝臓に影響し、治療薬の副作用に関連するため、摂取歴をたずねます。

・病歴・持病……甲状腺《せん》の病気など、これまでかかったことがある病気も診断の手がかりになります。また、関節リウマチであれば薬物療法を行うので、副作用をさけるため、現在の持病（高血圧症、糖尿病、脂質異常症、腎臓《じんぞう》病、肝臓病など）などのほか、服用している薬、薬物や食べ物、そのほかの物質に対するアレルギーの有無なども確認します。

❷身体所見・運動検査

手指をはじめとして、患者さんの体の状態を観察したり、触れたり、動かしたりしてチェックする身体所見も大切です。

・関節・皮膚の状態……手指・手首のほか、あらゆる関節を触診し、関節を動かして可動域を調べます。爪や指の皮膚に皮下出血はないか、レイノー現象（血流の悪さから色がまっ白になったり紫や赤色になったりと変化する症状）はないかも調べます。

- **しこり、腫れ**……ひじの周囲などにリウマチ結節（77ページ参照）ができていないかを調べます。首やわきの下のリンパ節や耳下腺、首の前面の甲状腺に触れて、腫れがないかを調べます。
- **目**……強膜炎や上強膜炎などの血管炎（78ページ参照）や、貧血がないかを調べるため、白目やまぶた裏をチェックします。目や口が渇く症状の有無もたずねます。
- **胸部の聴診**……聴診器で心音や左右の肺の音を聞いて確認します。心臓や肺に合併症がないかを調べるためです。

（齋藤俊太郎）

Q59 画像検査は何を行いますか？

関節リウマチの画像検査では、まずX線（レントゲン）検査を行い、関節の変形や破壊の程度を見て、どのステージ（79ページ参照）に当たるか、また、ほかの病気の可能性はないかを診断します。手足のほかに痛む部位があれば、その関節も撮影します。

しかし、関節リウマチの初期段階では、X線検査では骨に異常が認められないことがあります。そこで、関節エコー（関節超音波検査）やMRI（磁気共鳴断層撮影）といった検査を行うことがあります。これらの検査では、軟部組織（腱《けん》、靱帯《じんたい》、滑膜《かつまく》などの骨以外の組織）を詳細に見ることができ、滑膜炎の有無や関節の腫れの質の診断が可能であり、X線検査よりも早期の段階で、関節リウマチの病変を発見することができます。

また、肺などの臓器の状態を調べるために、CT（コンピュータ断層撮影）を用いて体の断面を撮影することもあります。

（齋藤俊太郎）

Q60 血液検査で何を見ますか？

関節リウマチは自己免疫疾患《しっかん》の一つであり、免疫にかかわる物質や細胞の多くは血液中に存在しています。血液検査を行うことで、体内で炎症が起こっているかどうか、関節リウマチの活動性はどの程度か、貧血がないか、腎臓《じんぞう》や肝臓の機能はどうかなど、治療方法の選択や用いる薬の強さを判断するうえで考慮すべき体の状態を知ることができます。

また、リウマトイド因子（１０３ページ参照）や抗ＣＣＰ抗体（１０４ページ参照）など、関節リウマチで陽性になることが多い抗体検査を行うほか、ほかの膠原病《こうげんびょう》（57ページ参照）の合併がないか、治療を開始するに当たり問題となる潜在性の感染症（結核、Ｂ型肝炎など）の罹《り》患《かん》歴がないか（これらの感染症は感染しても症状がないことも多く、血液検査で初めてわかるケースも多い）などもチェックします。治療開始後は、薬の効果や副作用などを調べるためにも、血液検査が行われます。（齋藤俊太郎）

Q61 「赤沈」とはどんな検査値ですか？

「赤沈《せきちん》（赤血球沈降速度：ＥＳＲ）」は、血液検査の一つで、試薬の中を赤血球が1時間に沈む速度を測定します。体内で炎症が起こると、炎症物質や炎症を抑えてコントロールするための物質などが増加するため、これらが赤血球に付着して重くなり、赤血球の沈降速度が速くなります。このため、赤沈は炎症の有無や関節リウマチの活動性の指標として利用されます。

ただ、貧血や感染症、がん、腎《じん》不全、妊娠などによっても赤沈の値は高くなるため、赤沈だけで関節リウマチかどうかを確定することはできません。総合的に判断するための指標の一つとなります。（齋藤俊太郎）

Q62 「CRP」とは何を示す検査値ですか？

「ＣＲＰ《シーアールピー》（Ｃ反応性たんぱく）」は肝臓で合成され、体内で炎症が起こったり、組織が損傷したりした場合に血液中に増加します。正常な血液中にはごくわずかしか存在しないため、炎症の有無を判断する指標となります。関節リウマチの病状が悪化し強い炎症がある場合、ＣＲＰは赤沈よりも反応が早く、より正確に現れます。多くの場合、発熱や不快感などの症状も伴います。

　ただし、ＣＲＰの値が高いからといって必ずしも関節リウマチであるとはかぎりません。さらに、手指などの小さな関節に炎症があったとしてもＣＲＰ値が上昇しない場合もあることや、インターロイキン6というサイトカインの働きを阻害する薬（アクテムラ®やケブザラ®）を使用していると炎症があってもＣＲＰ値が上がりにくくなることなどから、解釈には注意が必要です。

（齋藤俊太郎）

Q63 「リウマトイド因子」とはなんのことですか？

「リウマトイド因子（RF）」は、通常は血液中に存在しない自己抗体（体内で作られた自身の物質を異物と見なして結合する抗体）です。リウマトイド因子が陽性で、関節症状がある場合には関節リウマチの疑いがありますが、健康な人でも約5％は陽性になることがあり、年齢が高くなるほど陽性率が上がるとされています。したがって、陽性だからといってすぐに関節リウマチであることを疑うわけではありません。さらに、関節リウマチ以外の膠原《こうげん》病（全身性エリテマトーデス、全身性強皮症、混合性結合組織病、シェーグレン症候群など。57ページ・88ページ

リウマトイド因子（RF）

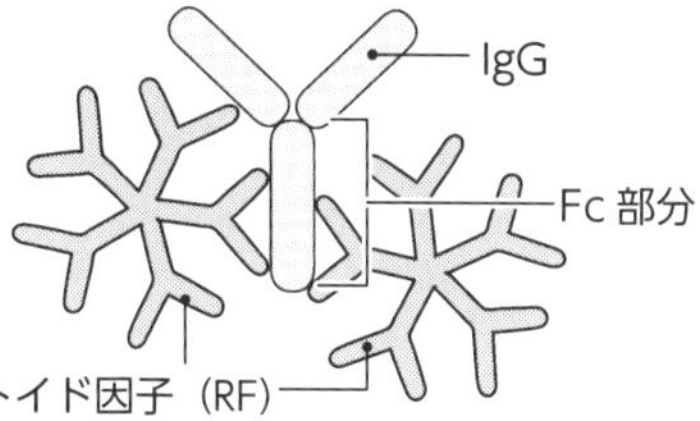

「IgG」は血液中に存在する「免疫グロブリン（Ig）」と呼ばれる抗体（たんぱく質）の一種（G タイプなので IgG 型という）で、体内に侵入した病原体に対する免疫を担う。リウマトイド因子はこの IgG の Fc 部分にくっついて攻撃する自己抗体（リウマトイド因子も免疫グロブリンの一種だが、M タイプなので IgM 型という）

参照）や、糖尿病、慢性肝疾患《しっかん》、慢性感染症でも陽性になることがあります。

つまり、「リウマトイド因子陽性＝関節リウマチ」というわけではなく、関節リウマチかどうかは、これ以外の血液検査や身体所見、画像検査などを総合して診断を行うことになります。関節リウマチと診断が確定していてリウマトイド因子が強い陽性を示す場合は、関節以外の症状（間質性肺炎、リウマトイド血管炎など。77ジペー参照）が現れやすく、関節破壊の進行が速い傾向があります。

（齋藤俊太郎）

Q64 「抗CCP抗体検査」について教えてください。

「抗CCP《シーシーピー》抗体」は炎症を起こした滑膜《かつまく》に現れる「シトルリン化ペプチド（CCP）」というたんぱく質に結合する自己抗体です。関節リウマチでは70〜80％の人が陽性となるため、抗CCP抗体検査は診断の有力な指標とされています。ほかの関節炎では陽性になる確率が低いため、関節リウマチとの鑑別にも有用です。リウマトイド因子は陰性だが症状から関節リウマチが疑われる場合の診断、また治療効果の評価にも利用されます。

抗CCP抗体

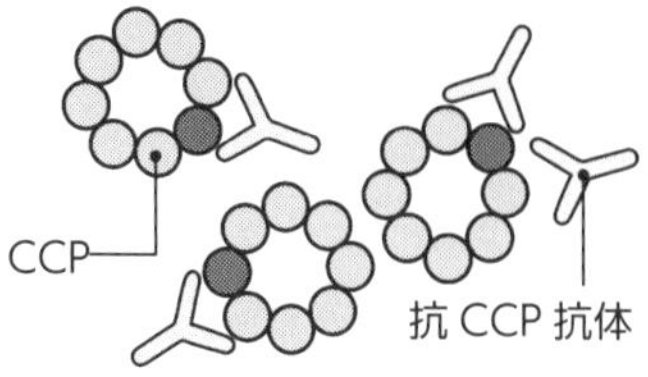

「抗 CCP 抗体」は炎症を起こした滑膜に現れる「シトルリン化ペプチド（CCP）」に結合して攻撃する自己抗体（免疫グロブリンの一種で IgG 型）

ただし、抗CCP抗体もリウマトイド因子と同様、健康な人でも1～3%は陽性になり、結核などの感染症でも陽性になるといわれています。したがって、抗CCP抗体が陽性であっても、関節リウマチの確定診断には、ほかの血液検査、身体所見、画像検査などの情報を総合して判断する必要があります。

関節リウマチにおいて抗CCP抗体が陽性である場合は、病気の活動性が高く、関節の破壊が進行しやすいとされています。そのため、抗CCP抗体検査の結果は、治療方針の決定や治療効果の判断にも重要な役割を果たします。

（齋藤俊太郎）

Q65 「MMP-3」という検査値は何を調べるものですか？

「MMP《エムエムピー》-3《スリー》（マトリックスメタロプロテイナーゼ-3）」は、主に滑膜《かつまく》の細胞で作られるたんぱく質分解酵素です。軟骨の成分であるプロテオグリカンやコラーゲンを分解することで軟骨の代謝を助けていますが、関節リウマチでは、滑膜の異常な増殖に伴って増加します。そのため、ＭＭＰ−３は関節の炎症の程度を反映する指標として用いられます。

一方で、変形性膝《しつ》関節症がある場合や、ステロイド薬を使用している場合には、炎症がなくてもＭＭＰ−３の値が上昇すると考えられており、ほかの検査値同様、症状や所見と合わせて総合的な判断が必要な項目です。

（齋藤俊太郎）

Q66 「関節液検査」とはなんですか？

関節に細い針を刺して関節液（76ジペー参照）を採取し、分析する検査です。関節液は滑膜《かつまく》から分泌《ぶんぴつ》され、関節をスムーズに動かす潤滑油のような役割と、軟骨に栄養を補給する役割を担っています。正常時はヒアルロン酸や血清成分（赤血球など凝固する成分以外の血液）がまじり合った粘りけのある液体ですが、関節リウマチの炎症で、量や性質が変化します。

検査では顕微鏡などで、色、透明度、粘りといった外観や性質を見ます。また、含まれる白血球などの有無や性質なども調べます。

関節リウマチで炎症が起こると関節液は量が増え、ヒアルロン酸が薄まることなどから粘りがなくなり、サラサラになります。関節リウマチ以外の関節炎でも同様の変化が起こりますが、関節液に含まれる細菌の培養検査をしたり、結晶の有無を調べたりすれば、炎症が感染症からくるものか、痛風や偽痛風の尿酸結晶によるものかなどを区別することができます。

（齋藤俊太郎）

関節液の性状による診断

関節液の性状比較

	正常	非炎症性	**炎症性**	化膿性	血性
色調	無色透明	淡黄色	**黄色〜白色**	黄色〜膿性	赤色
透明度	透明	透明	**半透明〜混濁**	混濁	不透明
粘稠度	高い	高い	**一定しない〜低い**	低い	N/A
白血球数（／マイクロリットル）	<200	200〜2,000	**2,000〜7.5万**	5万〜>10万	N/A
多核球の分画割合	<25%	<25%	**>50%**	>75%	N/A
培養	陰性	陰性	**陰性**	陽性	一定しない

関節液分類における診断表

非炎症性（class I）	**炎症性（class II）**	化膿性（class III）	血性（class IV）
変形性関節症 外傷性関節炎 骨壊死 Charcot 関節 アミロイドーシス PMR ステロイド性関節炎	**関節リウマチ** SLE PM/DM Behcet 病 再発性多発軟骨炎 痛風／偽痛風 リウマチ熱 ウイルス性関節炎 真菌性関節炎	細菌性関節炎 結核性関節炎	脂肪滴（+）： 関節内骨折 脂肪滴（−）： 色素性絨毛結節性滑膜炎 血友病性関節症 結核性関節炎 悪性腫瘍 凝固障害

［引用文献］『リウマチ・膠原病診療ゴールデンハンドブック』（南江堂）

Q67 尿検査の目的はなんですか？

体内で発生した老廃物などは血液とともに運ばれ、最終的に腎臓《じんぞう》でこし取られて、尿として排出されます。尿に含まれる細胞やたんぱく質などの物質の種類や量の変化を調べ、体内で起こっている変化を知ることが、尿検査の目的です。関節リウマチの場合は、❶そのほかの病気との鑑別、❷合併症の早期発見、❸薬の副作用を見ることが主目的となります。

通常、尿にはたんぱく質は微量しか含まれませんが、腎臓に障害が起こると検出されます。全身性エリテマトーデス（57ページ参照）では尿たんぱくが出ることが多いので、症状は似ているが尿たんぱくが正常値を示す関節リウマチとの鑑別ができます。

また、関節リウマチの合併症である腎アミロイドーシス（88ページ参照）では尿たんぱくが出るため、早期発見のためには尿検査が必要です。

関節リウマチの治療は薬物を継続使用するため、副作用による腎障害がないか、定期的に尿検査を行います。尿たんぱくのほか、尿潜血（尿中の赤血球）や尿中の細胞成分の量も調べ、腎臓に炎症が起こっていないかをチェックします。

（齋藤俊太郎）

Q68 関節リウマチの診断基準はどうなっていますか？

X線（レントゲン）検査で骨びらん＊が認められるほど進行した関節リウマチは別として、初期の関節リウマチは、画像検査や血液検査の結果だけで診断を確定することはできません。例えば、血液検査でリウマトイド因子が陽性でも、ほかの膠原《こうげん》病でも陽性になることがある以上、これだけで確定することはできません。そのため、「こういう検査結果があれば関節リウマチと定義できる」という「診断基準」はなく、「ある基準を満たす場合、かつ、その他の類似した症状を示す病気が除外できる場合には関節リウマチと見なす」という「分類基準」に従って、診断が行われています。

現在、診断に用いられているのは、アメリカリウマチ学会とヨーロッパリウマチ学会が共同で作成した分類基準（2010年発表）です（次ページ参照）。「1カ所以上の関節に明らかな腫《は》れが見られる」ことと、「腫れの原因がほかの病気ではないと確認済みである」ことを前提として、そのうえで、❶罹患《りかん》関節数（症状がある関節の数）、❷自己抗体（リウマトイド因子、抗CCP抗体）、❸炎症反応（CRP、赤沈）、❹症状の持続時間、という4項目について評価・採点し、合計点数が6点以上であれば、関節

＊骨が破壊されて虫食い状に欠損すること。炎症による破壊が軟骨だけでなく骨にまで及んだもので、ほかの膠原病の関節炎ではほとんど見られない関節リウマチに特有の症状。

リウマチと分類して治療を始めることになります。また、合計点数が6点に満たない場合でも、ほかの病気がしっかり除外できていれば、総合的に判断して関節リウマチと診断することもあります。

（齋藤俊太郎）

関節リウマチの分類基準（2010ACR/EULAR分類基準）

合計点数が6点以上であれば関節リウマチと診断

前提
- ▶1ヵ所以上の関節に明らかな腫れが見られる
（診察、関節エコー、MRI検査のいずれかで確認）
- ▶腫れの原因がほかの病気ではないと確認済みである

❶罹患関節数（症状がある関節の数）	点数
大関節1ヵ所	0
大関節2〜10ヵ所	1
小関節1〜3ヵ所（大関節の腫れの有無を問わない）	2
小関節4〜10ヵ所（大関節の腫れの有無を問わない）	3
11ヵ所以上（小関節1ヵ所以上を含む）	5
❷自己抗体：リウマトイド因子（RF）、抗CCP抗体	**点数**
リウマトイド因子（RF）陰性 かつ 抗CCP抗体陰性	0
リウマトイド因子（RF）低値陽性 または 抗CCP低値陽性	2
リウマトイド因子（RF）高値陽性 または 抗CCP高値陽性	3
❸炎症反応：CRP、赤沈	**点数**
CRP正常 かつ 赤沈（ESR）正常	0
CRP異常 または 赤沈（ESR）異常	1
❹症状の持続時間	**点数**
6週未満	0
6週以上	1

【注】＊手足の関節は75㌻、86㌻の図参照

大関節とは　肩、ひじ、股、ひざ、足関節（足首）

小関節とは
- 手……手関節（手首）、親指以外の第2関節（PIP）とつけ根関節（MP）、親指の第1関節
- 足……親指以外のつけ根関節（MTP）

以下の関節は評価対象から除外する（変形性関節症と区別するため）
- 手……親指以外の第1関節（DIP）、親指のつけ根と手首の間の関節（CM）
- 足……親指のつけ根関節（MTP）

リウマトイド因子（RF）、抗CCP抗体の陰性・陽性の定義
- 陰性：正常上限値以下
- 低値陽性：正常上限値の3倍以下
- 高値陽性：正常上限値の3倍超

第9章

関節リウマチの治療中によく受ける質問27

Q69 関節リウマチではどんな治療を行いますか？

関節リウマチの治療は、痛みや腫《は》れなどの原因となる炎症と引き続く関節破壊の進行を抑制し、長期予後の改善、特に日常生活動作の最大化と生命予後の改善（健康寿命を延ばすこと）を目標に行います。治療方法は一般的な日常生活での留意に加え、炎症を抑える薬物療法が中心となります。抗リウマチ薬と呼ばれる飲み薬あるいは注射薬を適切に選択し、効きめや副作用を見ながら医学的管理を継続していくことが重要です。薬物療法に加えて、リハビリテーション、手術なども関節の状態によっては有効です。

また、関節以外に肺病変の合併や臓器障害、動脈硬化などの併存、既存の治療への反応性、社会経済的な要因、患者さんの希望などを総合的に加味して、しっかり相談のうえ治療を進めていきます。具体的には、病状や進行度に合わせ、次の４つの治療法をバランスよく組み合わせて行います。

❶薬物療法……病気の根幹に働きかけ関節破壊を防ぐ抗リウマチ薬を基本として、痛みを抑えるための非ステロイド性抗炎症薬を組み合わせ、症状をコントロールしま

す。

❷基礎療法……患者さん自身に病気への理解を深めてもらい、日常生活をうまく管理することで、症状をコントロールします。

❸リハビリテーション療法……関節の可動域を確保し、筋力をつけて、身体機能を維持します。

❹手術療法……関節固定術で変形してしまった関節の位置を是正して痛みを取ったり、滑膜《かつまく》切除術、人工関節置換術などで動かせなくなった関節の機能を回復させたりします。

（鈴木勝也）

Q70 関節の痛みがあっても、リウマチの治療を積極的に行わないこともありますか？

下記のような場合には、リウマチの治療を積極的に行わないことがあります。

- 関節リウマチ自体が落ち着いていて、変形性関節症や使いすぎによる一時的な腱鞘《けんしょう》炎《えん》など、リウマチ以外の原因によって痛みが出ている場合

•現在のリウマチの炎症がなくとも、変形してしまった関節のダメージによる疼痛《とうつう》が出る

•高齢で感染症のリスクが高い場合などには、治療薬を強化した場合のメリットと副作用のリスクの度合い、リウマチの炎症の強さを天秤《てんびん》にかけて考え、関節リウマチ自体の活動性がある場合でも、抗リウマチ薬による治療を積極的に行わない場合がある

これらを加味したうえで、治療の内容が決定されます。

（泉　啓介）

Q71 薬物療法の目的はなんですか？

「関節の炎症を抑えることで、痛みを和らげ、変形・破壊を防ぐこと」「関節の機能を維持すること」を目的とする関節リウマチの治療で、中心的な役割を担うのが薬物療法です。

従来は、初期には非ステロイド性抗炎症薬、次にステロイド薬を用い、効果がなければ抗リウマチ薬と、段階的に薬を強めていく治療をしていました。しかし、現在で

はなるべく早い段階から、強力な抗リウマチ薬を積極的に用いて治療を始めるように様変わりしています。これは、初期の段階から適切な治療をしなければ、発症2年以内に70～90％の患者さんに骨びらん（虫食い状に骨が欠損すること）が現れ、関節の破壊が起こることがわかってきたためです。

（齋藤俊太郎）

Q72 関節リウマチの薬物療法はすごく進歩しているそうですね？

関節リウマチの薬物療法は、この20年あまりで大きく変化しました。かつては痛みの緩和という対症療法が中心で、病気の進行を食い止めることは困難でした。

しかし、世界的には1980年代後半から**合成抗リウマチ薬のメトトレキサート**が使用されるようになり、日本では1999年に8ミリグラム／週までの限定用量で承認され、2011年には16ミリグラム／週まで使用可能になりました。また、2000年代初頭から**生物学的製剤**が用いられるようになり、関節リウマチの治療のパラダイムシフト*というレベルまで疾患《しっかん》コントロールの状況が進歩しました。関節リウマチの活動性をコ

*それまで当然と考えられていたことが革命的に変化すること。

ントロールして寛解（炎症症状が消失し、関節の腫《は》れ・痛みがなく、血液検査でも炎症反応などが上昇しない状態）をめざせるようになったのです。2010年代には生物学的製剤と同等の有効性を発揮する内服薬である、分子標的型合成抗リウマチ薬のJAK《ジャック》阻害薬も登場しました。

また近年では、早期治療を行うことができた患者さんの一部では、**関節破壊を食い止めるだけでなく、破壊された関節が修復される可能性があることもわかってきています。**

（齋藤俊太郎）

Q73 「抗リウマチ薬」とは何をする薬ですか？

免疫機能に働きかけてその攻撃を止め、関節リウマチの活動性を抑える薬を総称して「**抗リウマチ薬**（正確には疾患《しっかん》修飾性抗リウマチ薬という。簡便に「抗リウマチ薬」ということが多い）」（＊DMARDs《ディーマーズ》）といい、病気の進行を防ぐ薬として、関節リウマチ治療の**第1選択薬**となっています。製造方法によって、**❶合成抗リウマチ薬**（低分子化合物）、**❷生物学的製剤**（抗体製剤、高分子）の2つに大きく分けられます。痛みを

＊ Disease Modifying Anti-Rheumatic Drugs=疾患修飾性抗リウマチ薬

和らげるために用いる鎮痛薬やステロイド薬は抗リウマチ薬には含まれません。

抗リウマチ薬は使用開始から効果が現れるまでにおおよそ1〜3ヵ月、早いものでも2週間程度はかかります。効果には個人差があり、投与前にその薬が有効かどうかの判断はできません。さらに、同じ薬を何年か使いつづけているうちに薬の効果が低下し再び病気が活発になることがあります（「エスケープ現象」という）。ある薬で効果がなかったり、効果がなくなってきたりした場合は、別の薬に替えるなどして治療を続けます。（齋藤俊太郎）

抗リウマチ薬の分類

❶合成抗リウマチ薬	従来型合成抗リウマチ薬
	分子標的型合成抗リウマチ薬
❷生物学的製剤	バイオ先発薬
	バイオシミラー抗リウマチ薬

Q74 「従来型合成抗リウマチ薬」とはどんな薬ですか？

化学的に合成して作られる抗リウマチ薬を「合成抗リウマチ薬」といいます。合成抗リウマチ薬には、「従来型合成抗リウマチ薬」と「分子標的型合成抗リウマチ薬」

日本で使われている主な従来型合成抗リウマチ薬

一般名	商品名	副作用
メトトレキサート	リウマトレックス®	感染症、血液障害、腎障害、肝障害、吐きけ、脱毛、頭痛、間質性肺炎、リンパ増殖性疾患、口内炎、肝障害、催奇形性
レフルノミド	アラバ®	感染症、間質性肺炎、皮疹、肝障害、腹痛、吐きけ、下痢、高血圧
タクロリムス	プログラフ®	感染症、消化管症状、腎障害、高血圧、糖尿病、振戦（ふるえ）、頭痛、高カリウム血症
サラゾスルファピリジン	アザルフィジン®	肝障害、血液障害、皮膚粘膜症状、発疹、頭痛、めまい、間質性肺炎
ブシラミン	リマチル®	腎障害、たんぱく尿、血液障害、肝障害、間質性肺炎
イグラチモド	ケアラム® コルベット®	肝障害、血液障害、消化性潰瘍、間質性肺炎

があります。**従来型合成抗リウマチ薬**は、免疫反応で中心的な役割を担うリンパ球の異常増殖を抑えたり、炎症を引き起こす体内物質を作る細胞の働きを抑えたりする薬です。

従来型合成抗リウマチ薬のうち、有効**性が高く薬価が安いことからパフォーマンスがよく、標準的治療薬とされるのがメトトレキサートです。**使用開始から1ヵ月程度で効果が現れること、エスケープ現象[*1]が少ないことなどから、世界的にも関節リウマチの第1選択薬とされている薬です。ただし、服用者の全員に起こるわけではありませんが、一部の人では口内炎や胃腸障害、肝障害などの副作用があるほか、催奇形性（胎児に奇形が起

＊ 同じ薬を何年か使いつづけるうちに薬の効果が低下し再び病気が活発になること

こる危険性）があり、妊娠中や妊娠希望者の使用は禁忌《きんき》とされています。また、まれですが、薬に関連して間質性肺炎やリンパ増殖性疾患をきたすことがあり（ただしこれらは関節リウマチそのものと関係して起きることもある）、注意が必要です。ほかにも、タクロリムス、サラゾスルファピリジン、ブシラミンなどがあります。

（齋藤俊太郎）

Q75 「生物学的製剤」とはどんな薬ですか？

生物学的製剤とは、遺伝子組み換えや細胞培養といったバイオテクノロジーによって製造される薬の総称です（次ページの表参照）。たんぱく質でできていて、内服すると消化されて薬としての働きが失われてしまうため、**皮下注射や点滴**で投与されます。単独でもメトトレキサート（115ページ参照）と同等以上の効果があり、一般的にはメトトレキサートと併用すると単独使用の場合よりも効果が高まるため、現在の関節リウマチの薬物治療の主流となっています。

生物学的製剤は、炎症性サイトカイン（76ページ）やT《ティー》細胞（66ページ）など、特定の標的

日本で使われている主な生物学的製剤

一般名	商品名	副作用
インフリキシマブ	レミケード®	感染症、投与時反応（アナフィラキシー、頭痛、発熱など）、SLE（全身エリテマトーデス）様症状、心不全、脱髄疾患
	（バイオシミラー）インフリキシマブBS®	
エタネルセプト	エンブレル®	感染症、SLE（全身エリテマトーデス）様症状、投与部位の発赤、心不全、間質性肺炎、脱髄疾患
	（バイオシミラー）エタネルセプトBS®	
アダリムマブ	ヒュミラ®	同上
	（バイオシミラー）アダリムマブBS®	
ゴリムマブ	シンポニー®	同上
セルトリズマブ	シムジア®	同上
オゾラリズマブ	ナノゾラ®	同上
トシリズマブ	アクテムラ®	感染症（CRPが抑制されるため発見が遅れやすい）、投与時反応（頭痛、発熱、発疹など）、脂質異常症、腸管穿孔、好中球減少、心不全、間質性肺炎
サリルマブ	ケブザラ®	同上
アバタセプト	オレンシア®	感染症、投与時反応（頭痛、発熱、発疹など）、間質性肺炎

＊「バイオシミラー」の記載のないものは先発品。
＊バイオシミラーは後発品だが、先発品と同等の品質や安全性、有効性が確認された医薬品。
＊生物学的製剤の有効成分は構造が複雑で、化学的に合成された薬のように同一性を示すことが困難なため、後発品も新薬の開発と同様に臨床試験を含む多くの試験が行われる。

を徹底的に抑え込む分子標的型の薬です。活動性の高い関節リウマチにも効果を現し、痛みや腫《は》れを軽減し、長期にわたって関節の破壊を食い止める効果があります。患者さんの8～9割に効果が見られ、生物学的製剤で寛解の状態が続いた患者さんの一部には、投与を中止しても寛解が維持できる人もいます（133

ページ参照）。また、破壊された関節が修復される可能性もあることがわかっています。肝臓や腎臓《じんぞう》への負担が少ないとされていますが、免疫が抑制されるため、結核などの感染症に注意が必要なほか、たんぱく質に対するアレルギー反応などの副作用があります。

（齋藤俊太郎）

Q76 「JAK阻害薬」とはどんな薬ですか？

JAK《ジャック》阻害薬は分子標的型合成抗リウマチ薬（117ページの表参照）で、炎症性サイトカイン（細胞を刺激して異常な反応を起こさせる物質）の刺激が細胞に伝達されるときに必要な酵素（ヤヌスキナーゼ*：JAK）を標的として選択的に阻害します。**JAK阻害薬の関節リウマチに対する効果は生物学的製剤と同等程度といわれ、内服薬な**ので患者さんの利便性も高い薬です。

単独か、メトトレキサートなどの従来型合成抗リウマチ薬と併用されますが、**生物学的製剤との併用はできません。**また、妊娠中や妊娠希望者の使用は禁忌《きんき》です。免疫が抑制されるため、帯状疱疹《ほうしん》、上気道感染（鼻やのど、気管支の感染症）や、

*Janus Kinase（ヤヌスキナーゼ）の略称。

日本で使われている主なJAK阻害薬（分子標的型抗リウマチ薬）

一般名	商品名	副作用
トファシチニブ	ゼルヤンツ®	感染症、脂質異常症、肝酵素上昇。心血管障害、悪性腫瘍、血栓症に注意する
バリシチニブ	オルミエント®	
ペフィシチニブ	スマイラフ®	
ウパダシチニブ	リンヴォック®	
フィルゴチニブ	ジセレカ®	

(Drugs. 2020 Aug;80(12):1183-1201.より引用)

肺炎、結核、敗血症、間質性肺炎といった重い感染症のほか、生物学的製剤とは異なり、肝臓で代謝あるいは腎臓《じんぞう》で排泄《はいせつ》されるため肝障害、腎障害といった副作用のリスクがあります。服用中は定期的に血液検査などの各種検査を行い、異常がないかを確認する必要があります。また、一部の製剤では生物学的製剤と比べて悪性腫瘍《しゅよう》の罹患《りかん》リスクをわずかに上昇させるという報告もあり、注意が必要です。

（齋藤俊太郎）

Q77 「非ステロイド性抗炎症薬」（NSAIDs）を使う目的はなんですか？

非ステロイド性抗炎症薬（NSAIDs《エヌセイズ》）は主に鎮痛のため、対症療法として用いられます。かつては関節リウマチ治療の初期に使用されてきた薬剤でしたが、現在は役割が見直され、診断が確定するまでの間に痛みや炎症を抑える目的で用いたり、効き目が遅い抗リウマチ薬の効果が現れるまでの間に使ったりします。免疫抑制作用や骨破壊の進行を止める作用はないものの、対症療法としてつらい症状を和らげることで、関節の動きをスムーズにして、ＱＯＬ（生活の質）を向上することができます。

多くは経口薬ですが、座薬、外用薬（貼《は》り薬、塗り薬）もあります（１２５ページ参照）。

使用するさいの注意点は、１２９ページを参照してください。

（齋藤俊太郎）

関節リウマチに用いる主な非ステロイド性抗炎症薬

一般名	商品名
アスピリン	アスピリン® バファリン®
ジクロフェナク	ボルタレン®
インドメタシン	インダシン®
ナプロキセン	ナイキサン®
ロキソプロフェン	ロキソニン®
スリンダク	クリノリル®
アンピロキシカム	フルカム®
ナブメトン	レリフェン®
メロキシカム	モービック®
セレコキシブ	セレコックス®
エトドラク	ハイペン®
ピロキシカム	フェルデン®

Q78 「ステロイド薬」を使うのはなぜですか？

副腎《ふくじん》という臓器の皮質という部分で作られるホルモン「コルチゾール」には、体内の炎症反応や免疫反応を抑える働きがあります。ステロイド薬（副腎皮質ステロイド薬）は、このホルモンを人工的に合成した薬で、強力な抗炎症作用と免疫抑制作用があり、少量使用するだけで痛みを和らげる即効性があります。

ただし、関節リウマチの骨破壊を抑える効果はないとされており、感染症のリスク上昇、骨粗鬆《こつそ》症《しょう》、糖尿病など生命予後にかかわり得るなど副作用が強いので、できるだけ用いず、使わざるを得ない場合でも、必要最低限の量を、できるかぎり短期間、限定的に用い、その後は必ず中止するのが原則です。

例えば、発症初期で炎症が強く、ほかの抗リウマチ薬、生物学的製剤が使えない場合や、抗リウマチ薬の効果が現れるまでの間の一時的なつなぎとして用いられることもあります。ステロイド薬を使用するさいの注意点は、1

ステロイド薬の副作用

易感染性	免疫力が低下するため感染症（肺炎、結核、腎盂炎など）にかかりやすくなる
生活習慣病	動脈硬化から糖尿病、高脂血症、高血圧を招きやすくなる
消化性潰瘍	胃や十二指腸に潰瘍ができやすくなる。胃酸分泌を抑制する薬や胃粘膜を保護する薬を併用する
骨粗鬆症	プレドニゾロン（プレドニン®）5ミリグラム／日以上を継続的使用することで骨がもろくなる。骨粗鬆症の治療薬を併用する
満月様顔貌（ムーンフェイス）	体重当たり0.5～1ミリグラム／日等の多い量を服用すると顔が丸くなることがある。薬の減量に伴って改善する
精神症状	使用量が多いと、不眠症、うつ病、興奮状態等になることがある
その他	白内障、緑内障、筋力低下、生理不順、にきび

28ジペーを参照してください。

（齋藤俊太郎）

Q79 湿布や塗り薬など外用薬は効きますか？

貼《は》ったり塗ったりすることで皮膚から鎮痛効果を持つ薬が患部に浸透する外用薬は、対症療法として用いられます。主に非ステロイド性抗炎症薬（NSAIDs《エヌセイズ》）の外用薬が用いられます。皮膚からの薬の吸収は局所に留まるため、全身に及ぶ副作用は起こりにくいと考えられますが、アレルギー反応や、皮膚にかぶれ、かゆみ、皮膚炎などの症状が起こることもあります。そのような場合は使用を中止し、医師に相談してください。

貼り薬にはパップ（湿布薬）、テープ、塗り薬には軟膏《なんこう》、クリーム、ローション、ゲル、スプレーなどがあります。

（齋藤俊太郎）

Q80 有効な漢方薬はありますか？

漢方薬が関節リウマチの治療に有効であるかどうかについては、今のところ十分な科学的根拠がありません。したがって、治療に漢方薬を用いる場合は、通常、抗リウマチ薬やステロイド薬と併用する形で、痛みやこわばり、倦怠《けんたい》感などの緩和を目的とする対症療法（疾患《しっかん》自体を改善するのではなく症状を和らげる治療法）として行います。漢方薬も薬である以上、ほかの薬との相互作用や副作用を考慮する必要があるので、漢方薬による治療を希望する場合は、医師に相談してください。

（齋藤俊太郎）

Q81 各種のリウマチ治療薬の特徴や注意点を紹介した資料はありますか？

関節リウマチの治療に用いられる薬の情報は、製薬会社、くすりの適正使用協議会などから提供されています。左に主な薬の情報が得られるホームページのアドレスをあげています。スマートフォンでＱＲコードを読み取ると、簡単にアクセスすることができます。

（齋藤俊太郎）

関節リウマチ治療薬の情報入手先

＊（　）内は商品名

メトトレキサート（リウマトレックス®）	バリシチニブ（オルミエント®）
インフリキシマブ（レミケード®）	ペフィシチニブ（スマイラフ®）
アダリムマブ（ヒュミラ®）	ウパダシチニブ（リンヴォック®）
エタネルセプト（エンブレル®）	フィルゴチニブ（ジセレカ®）
セルトリズマブ（シムジア®）	サラゾスルファピリジン（アザルフィジン®）
ゴリムマブ（シンポニー®）	ブシラミン（リマチル®）
トシリズマブ（アクテムラ®）	タクロリムス（プログラフ®）
サリルマブ（ケブザラ®）	イグラチモド（ケアラム®）
アバタセプト（オレンシア®）	レフルノミド（アラバ®）
トファシチニブ（ゼルヤンツ®）	デノスマブ（プラリア®）

Q82 ステロイド薬（プレドニゾロンなど）を使用している人の注意点はありますか？

ステロイド薬は、私たちの体内の副腎《ふくじん》で作られるホルモンの一種「コルチゾール」を人工的に合成した薬で、代表的なものには、プレドニゾロン（プレドニン®）、デキサメタゾン（デカドロン®）などがあります。

即効性はありますが副作用も多いので、通常、関節リウマチの治療ではほかの治療薬を優先的に使用します。ステロイドを使用するのは、特に病気の勢いが強いケースでほかの治療薬が効果を現すまでの間や、出産を考えている患者さんでそれまで使用していた薬が使えない場合などです。このようなケースで使用する場合も、プレドニゾロンに換算して10ミリグラム／日程度までの一時的な使用が望ましく、関節リウマチの治療では可能なかぎり中止をめざすほうがいいとされます。使用する場合は124ページの表にあげたような副作用があるため、副作用を抑える薬を併用することもあります。

注意が必要なのは、ステロイド薬の減量・中止です。長期的に使用すると副腎がステロイド（副腎皮質ホルモン）を作らなくなってしまうことがあり、急に中断すると、本来必要な分の体内のホルモンが不足することがあるからです。副腎皮質ホルモンが不足すると、だるさ、血圧低下、血糖値の低下、血液中のナトリウムの低下などが起こります。ステロイド薬使用に当たっては、決められた内服量を守ること、薬の減量・中止を希望する場合は主治医とよく相談して決めることが大切です。（竹下　勝）

Q83 NSAIDsを使用している人に注意点はありますか？

非ステロイド性抗炎症薬（NSAIDs《エヌセイズ》。ロキソニン®、セレコックス®、ボルタレン®など）は関節リウマチの疾患《しっかん》活動性、炎症自体を改善させる効果はなく、あくまで症状を和らげるために補助的に用いられる薬です。したがって、痛みがない状態での継続は不要であり、漫然と長期に服用するのはさけるべきです。

主な副作用は消化性潰瘍《かいよう》、腎《じん》不全、高血圧、浮腫《ふしゅ》、肝機能障害などがあります。米国消化器学会が発行している「NSAIDs潰瘍予防ガイドライン」*1に基づくと、❶65歳以上の年齢、❷消化性潰瘍の既往、❸ステロイド内服、❹抗凝固薬内服などが胃潰瘍リスクとしてあげられており、これらのリスク因子の数とＮＳＡＩＤｓの継続期間によっては、プロトンポンプ阻害薬というタイプの胃薬の併用が推奨されています。[*2・3]

（花岡洋成）

Q84 痛みがなくても痛み止めを定期的に飲んだほうがいいですか？

非ステロイド性抗炎症薬（ＮＳＡＩＤｓ。ロキソニン®、セレコックス®、ボルタレン®など）やアセトアミノフェン（カロナール®、コカール®など）、アセトアミノフェンとトラマドールとの合剤（トラムセットなど）といった痛み止めは、関節リウマチの疾患《しっかん》活動性、炎症自体を改善させる効果はなく、あくまで症状を和らげるために補助的に用いられる薬（対症療法）です。

これらには副作用もあるため（129ページ参照）、痛みがない状態での継続は不要で、漫然と長期服用することはさけるべきです。[*1・2] 痛みがない場合には中止が可能か、代わりの薬があるかどうかなどについて、主治医と相談してください。

（齋藤俊太郎）

Q85 生物学的製剤やＪＡＫ阻害薬は収入と保険制度でどれくらいの負担になるか、教えてください。

薬によりますが、生物学的製剤やＪＡＫ《ジャック》阻害薬は3割負担で約2万～4万円／月程度の負担になるので、主治医とよく相談したうえで使用することをおすすめします。

負担額によっては高額療養費制度の対象となる可能性があります。左記のサイト（高額療養費制度の説明が記載されており、年収に応じた適用金額の簡易計算が可能です）を参照のうえ、該当する場合は病院の会計窓口で相談するといいでしょう。

- **全国健康保険協会**　https://www.kyoukaikenpo.or.jp
- **高額療養費の自己負担限度額シミュレーション**（価格ドットコム）https://hoken.kakaku.com/gma/select/high-cost/self-pay/

次ページの表に、主要な抗リウマチ薬の各種保険の負担割合に応じた金額（２０２２年4月時点）を示します。

（齋藤俊太郎）

主要な抗リウマチ薬の価格表（円）

（2023年5月現在）

薬名： 一般名（先発品の商品名）	薬価※1	3割負担	2割負担	1割負担	負担額の計算に用いた用量※2
メトトレキサート （リウマトレックス®）	2,656	797	531	266	8ミリグラム/週
インフリキシマブ （レミケード®）	48,360	14,508	9,672	4,836	3ミリグラム/キロ×50キロ =150ミリグラム/8週
アダリムマブ （ヒュミラ®）	107,032	32,110	21,406	10,703	40ミリグラム/2週
エタネルセプト （エンブレル®）	88,248	26,474	17,650	8,825	50ミリグラム/週
セルトリズマブ （シムジア®）	122,328	36,698	24,466	12,233	200ミリグラム/2週または 400ミリグラム/4週
ゴリムマブ （シンポニー®）	112,293	33,688	22,459	11,229	50ミリグラム/4週
トシリズマブ （アクテムラ®）	64,970	19,491	12,994	6,497	162ミリグラム/2週
サリルマブ （ケブザラ®）	95,916	28,775	19,183	9,592	200ミリグラム/2週
アバタセプト （オレンシア®）	114,188	34,256	22,838	11,419	125ミリグラム/週
トファシチニブ （ゼルヤンツ®）	148,960	44,688	29,792	14,896	10ミリグラム/日
バリシチニブ （オルミエント®）	147,697	44,309	29,539	14,770	4ミリグラム/日
ペフィシチニブ （スマイラフ®）	133,560	40,068	26,712	13,356	150ミリグラム/日
ウパダシチニブ （リンヴォック®）	142,498	42,749	28,500	14,250	15ミリグラム/日
フィルゴチニブ （ジセレカ®）	137,021	41,106	27,404	13,702	200ミリグラム/日
サラゾスルファピリジン （アザルフィジン®）	2,072	622	414	207	1000ミリグラム/日
ブシラミン （リマチル®）	3,385	1,016	677	339	300ミリグラム/日
タクロリムス （プログラフ®）	52,164	15,649	10,433	5,216	3ミリグラム/日
イグラチモド （ケアラム®）	6,782	2,034	1,356	678	50ミリグラム/日
レフルノミド （アラバ®）	5,676	1,703	1,135	568	20ミリグラム/日
デノスマブ※3 （プラリア®）	4,719	1,416	944	472	60ミリグラム/6カ月

※1 28日、4週間あたりの負担額を計算
※2 一般的な使用量で記載、増量あるいは減量も可能
※3 関節リウマチに伴う骨びらんの進行抑制薬

Q 86 生物学的製剤やＪＡＫ阻害薬、メトトレキサートなどのリウマチ治療薬を完全にやめることはできるのでしょうか？

現在では、リウマチ治療薬を中止すると再燃する可能性が高いと考えられているため、積極的な薬の中止はすすめられていません。

一方で、長期（少なくとも6ヵ月以上の寛解維持、とする研究が多い）に寛解（69ページ参照）が維持されている方の場合、ステロイドを使用しているならステロイドの減量から検討されます。ステロイドは使用していない、あるいは中止できた場合には、そのほかの内服薬を減量・中止したり、注射薬の投与間隔を延ばすことを検討したりすることが可能と考えられています[*1]。

薬を永続的ではなく一時的に中止すること（ドラッグホリデー）については現時点での統一された見解はありませんが、今後の検討結果が待たれています。

一部の患者さんで、ある一定の期間で生物学的製剤を中止しても寛解状態を維持できることが確認されています。海外で行われた臨床研究（ＢｅＳｔ試験[*2]）では、早期の関節リウマチ患者を対象に初期から生物学的製剤によって寛解を維持した後に中止した場合、試験開始2年時点で56％の患者さんが薬の中止後も寛解を維持しつづけることが可能でした。日本でも同様にいくつかの臨床研究（C-OPERA試験[*3]、RRR試験[*4]）があり、ほぼ同等の結果ですが、薬の中止後の観察期間が数年しかなく、その後の結果については詳細がわかっていません。

（花岡洋成）

Q87 リウマチの治療薬を使用中にカゼを引いてしまいました。どうしたらいいですか？

カゼなどの感染症にかかり、症状がひどい場合は、ステロイド薬以外のリウマチの治療薬は、原則的にはいったん中止します。関節リウマチの治療薬には免疫を抑制する薬が多く、感染症が悪化してしまう場合があるからです。感染症に関連した症状が治った後に、中止していたリウマチの治療薬を再開することが推奨されますが、使用中のリウマチ薬をどうするかは主治医とよく相談しましょう。

ただ、新型コロナウイルス感染症の場合、関節リウマチの治療でトシリズマブ（アクテムラ®）を投与しているケースでは、この薬自体が新型コロナウイルス感染症の治療になりうるため、投与を継続してもいい場合もあります。

ステロイド薬は、少ない量であったとしても、自己判断で中止しないことが重要です。急にステロイド薬を中止することにより、副腎《ふくじん》不全（発熱、血圧低下、倦怠《けんたい》感、関節痛など）が起こるリスクがあるほか、治療中の病気が急に悪くなってしまう可能性があります。[*1] もしステロイド薬がどうしても飲めない場合には、入院して点滴で投与しなければならない場合もあるので、そのような状況になりそうな場合は、救急外来を受診することも検討する必要があります。

（近藤　泰）

Q88 リウマチの治療薬を使用中に高熱が出ました。どうしたらいいですか？

関節リウマチは関節を中心に全身の炎症を起こす病気ですが、関節リウマチ自体で高熱が出ることはまれです。治療中の高熱の原因の多くは感染症で、通常の感染症だけではなく、免疫抑制状態の患者さんにのみ起こる感染症（日和見感染症《ひよりみかんせんしょう》）や、そのほかの薬が原因であったり、ほかの膠原病《こうげんびょう》を合併するなど、可能性が多岐にわたります。*1

リウマチの治療薬を使用中に38℃を超える熱が出たり、呼吸困難などがある場合は、まず、かかりつけの病院、主治医、看護師に相談してください。*2

（近藤　泰）

Q89 リウマチの治療中に発疹が出ました。どうしたらいいですか？

関節リウマチの治療中に出現する皮疹《ひしん》としては、大きく4種類があります。実際にはこれらの発疹について、患者さんが区別することは難しいため、判断できない場合には医師に相談してください。

❶薬に関連したもの

皮膚や粘膜、またはその両方の症状（全身性の蕁麻疹《じんましん》、搔痒《そうよう》または紅潮、口唇・舌・まぶたの腫脹《しゅちょう》など）が急速に（数分～数時間で）発症し、呼吸困難、血圧低下や筋緊張の低下（虚脱）、失神、失禁、腹痛や嘔吐《おうと》などを伴う場合にはアナフィラキシーと考えられます[*1]。

特にこれまで使用したことのない薬の開始後、まもなく蕁麻疹などの皮膚症状が出現した場合には、夜間であってもすぐに医療機関に連絡してください。

これらの症状がなく、軽症の発疹《ほっしん》のみの場合には、スマートフォンなどで写真を撮り、早期の再診をするかを含めて日中に医師に相談し、受診のさいに写真を見せるといいでしょう（薬を中止してよくなった場合に、どのような皮疹であったのかわからなくなるため）。

❷帯状疱疹や蜂窩織炎など、感染症によるもの

関節リウマチ患者では、使用している薬にかかわらず帯状疱疹《たいじょうほうしん》の罹患《りかん》リスクが上昇するとされています[*2]。また、加齢やＪＡＫ《ジャック》阻害薬、ステロイド薬の使用によっても帯状疱疹の罹患リスクが上昇するため、注意が必要です。顔面や背中、わき腹のあたりに、帯状にピリピリした感覚や水ぶくれ（水疱）が出現した場合には帯状疱疹の初期症状の可能性があり、早めに皮膚科など医師にご相談ください。

また、免疫を抑える薬を使用している場合には、蜂窩《ほうか》織炎《しきえん》などの皮膚への細菌感染のリスクが上昇するため、皮膚に傷を作らないようにするよう注意するとともに、皮

膚に熱感や痛みのある発赤や腫《は》れが出現した場合には、同じく早めに皮膚科など医師に相談してください。

❸関節リウマチおよび合併症によるもの

関節リウマチそのものに関係している皮膚症状として、リウマチ結節や皮膚潰瘍《かいよう》（リウマチ性血管炎の合併がある場合）などがありますが、そのほかの病気（全身性エリテマトーデスやシェーグレン症候群など。57ページ・88ページ参照）の合併によっても皮疹《ひしん》が出ることがあります。同じくスマートフォンなどで写真を撮り、日中に早期再診を含めて医師に相談し、診察のさいに写真を見せるといいでしょう。

❹これら以外の皮疹

❶～❸は関節リウマチおよび治療薬に関係している可能性があると考えられる一般的な皮疹ですが、これ以外にも、まれですがさまざまな発疹が出る可能性がありま す。自然に消えてしまうような皮疹については心配のないものが多いですが、気になる場合は医師に相談しましょう。

（齋藤俊太郎）

Q 90 関節リウマチで治療中ですが、手術は受けてもいいでしょうか？ そのさいの治療薬の調整はどのようにしたらいいでしょうか？

関節リウマチで治療中の患者さんも、手術を受けることは可能です。ただし、免疫抑制薬や生物学的製剤などのリウマチ治療薬を使用していると、手術後の創部感染をきたす可能性が上昇するリスクが報告されており、個々人のリウマチの状態、各種ガイドラインや手引きに記された目安を参考にしながら休薬および継続を判断します[*1*2*3]。手術内容や高齢、ステロイド使用その他の感染リスクがある場合には、継続可能な薬であっても休薬を行う場合もあります。また、関節リウマチの病勢が強い場合には、休薬によって関節リウマチが悪化するリスクと天秤《てんびん》にかけて、手術執刀医と相談のうえ、薬を継続して手術を行う場合もあります。

このように、個々の患者さんの状態に合わせて判断する要素が大きいため、自己判断での休薬はせず、**必ず手術執刀医およびリウマチ主治医と相談しましょう。**

（齋藤俊太郎）

手術前後の抗リウマチ薬、免疫抑制薬の継続の目安

薬	疾患と対応	
DMARDs（疾患修飾性抗リウマチ薬）	関節リウマチ	
メトトレキサート	継続	
サラゾスルファピリジン	継続	
レフルノミド	継続	
ステロイド	継続 ※場合により一時的に増量	
免疫抑制薬	重症	軽症
タクロリムス	継続	手術の 1 週前から中止

（参考文献 1 より引用改変）

手術前後の生物学的製剤の休薬の目安

薬	アメリカリウマチ学会[*1]		日本リウマチ学会[*2]
	投与間隔	手術時期（最終投与時点から起算）	
● TNF 阻害薬			
インフリキシマブ	4、6、8 週ごとに点滴	5、7、9 週時点	薬の投与間隔、投与量、半減期などを考慮して決定することが望ましい
アダリムマブ	2 週ごとに皮下注射	3 週時点	
エタネルセプト	1 週ごとに皮下注射	2 週時点	
ゴリムマブ	4 週ごとに皮下注射	5 週時点	
セルトリズマブ	2、4 週ごと	3、5 週時点	
● IL-6 阻害薬			
トシリズマブ	4 週ごとに点滴 1、2 週ごとに皮下注射	5 週時点 2、3 週時点	投与中に手術を施行する場合には CRP や白血球数に依存せず、局所症状に注意して手術部位感染の早期発見に努める
サリルマブ	2 週ごとに皮下注射 *	3 週時点 *	
● T 細胞刺激阻害薬			
アバタセプト	4 週（点滴） 1 週（皮下注射）	5 週時点 2 週時点	半減期（約 10 日）を考慮して、最終投与より一定間隔を空けて行うことが望ましい
●JAK阻害薬			
トファシチニブ	連日内服	1 週前から中止	手術前後のリスク、手術後の創傷治癒に関するエビデンスは十分でない。手術前後には休薬を含む慎重な対応を行い、局所症状に注意して手術部位感染の早期発見に努める
バリシチニブ *			
ペフィシチニブ *			
ウパダシチニブ *			
フィルゴチニブ *			

（参考文献1, 2より引用改変）　* 原文に記載ないが算出規則に準じて記載

Q91 関節の注射を打ってもいいですか？

十分な薬物治療を行っている関節リウマチの患者さんにおいて、ステロイド関節内注射は痛みや動かしづらさを改善させる効果があるため、日常診療において薬物治療の補助的な治療として、短期的に用いられることがあります。[*1・2] また、関節リウマチに合併している変形性関節症に対して、痛みなどの症状改善を目的としたヒアルロン酸注射が行われることがあります。

ただし、長期間、同じ関節に頻回の注射を打つことは、注射した関節に細菌感染をきたしてしまうリスクが高くなることや、関節軟骨の量が減少するなど、骨、靭帯《じんたい》など関節内の組織をもろくしてしまう可能性があり、注意が必要です。[*3]

（近藤　泰）

Q92 コロナワクチンは打ったほうがいいですか？

一般的にワクチン接種によるメリットは、副反応のリスク・デメリットより大きいと考えられています。特にCOVID-19の重症化リスクの高い人（高齢、悪性腫瘍《しゅよう》、慢性腎臓《じんぞう》病、糖尿病、高血圧など）は、ワクチン接種による恩恵を受ける可能性が高いといえます。

日本リウマチ学会では、ステロイド薬をプレドニゾロン（PSL）換算で5ミリグラム／日以上、またはメトトレキサートなどの免疫抑制薬、生物学的製剤、JAK《ジャック》阻害薬のいずれかを使用中の患者さんは、接種したほうがいいとしています（2023年5月現在）[*1]。2022年5月現在、膠原《こうげん》病・リウマチ性疾患の患者さんで、2回め接種までしか完了していない人と比較して、追加（3回目）接種を完了した人のほうが入院予防効果が高かったことが知られています[*2・3]。

ただし、関節リウマチの病状が落ち着いていないときのワクチン接種は推奨できないとされており、接種する場合は病状が安定してからが望ましいと考えられます。接種の時期に関しては主治医に相談して決めるようにしてください。

（近藤　泰）

Q93 コロナワクチンを打つさいに、使っている薬はどうしたらいいですか？

通常のワクチン接種の場合、免疫抑制薬やステロイド薬を中止・減量することはありません。日本リウマチ学会の見解として、基本的には新型コロナワクチンの接種前後で免疫抑制薬やステロイド薬は変更せず継続すべきであると推奨しています[*1]（2023年5月現在）。ただし、リツキシマブ（リツキサン®）で治療している場合には、ワクチンによる抗体ができにくくなってしまうため、ワクチン接種の時期とリツキシマブの注射の時期との兼ね合いを考慮する必要があります。

米国リウマチ学会のガイダンスでは、リツキシマブ以外の免疫抑制薬についても、一定の休薬期間を置くことを推奨していますが[*2]、治療中の病気の活動性しだいでは治療薬を休薬することで病気が悪化してしまう場合についても記載されており、この休薬を行うかどうかを総合的に判断することとされています。

実際にワクチン接種前後のリウマチ治療薬の休薬を希望される場合には、事前に担当主治医と相談してください。

（近藤　泰）

コロナワクチン前後の休薬目安表

（米国リウマチ学会ガイダンスより）

薬、治療法	ワクチン接種時の服用・投与	専門委員会の合意度
プレドニン®20ミリグラム／日未満相当のステロイド	そのまま服用	高度
プレドニン®20ミリグラム／日以上相当のステロイド	そのまま服用	中等度
ヒドロキシクロロキン（プラケニル®）	そのまま服用	中等度
サラゾスルファピリジン（アザルフィジン®）	そのまま服用	中等度
TNF 阻害薬（レミケード®、エンブレル®、シンポニー、シムジア®、ヒュミラ®）	投与期間を変えずにそのまま投与	中等度
IL6R 抗体（アクテムラ®、ケブザラ®）	投与期間を変えずにそのまま投与	中等度
タクロリムス（プログラフ®）	ワクチン後 1 週間休薬	
メトトレキサート（リウマトレックス®）	ワクチン接種後 1 週間は服用しない	中等度
JAK 阻害薬（ゼルヤンツ®、オルミエント®、リンヴォック®）	ワクチン接種後 1 週間は服用しない	中等度
アバタセプト（オレンシア®）皮下注	1 回めのワクチン前後各 1 週間は投与しない。2 回めはワクチンには関係なく注射してよい	中等度
アバタセプト（オレンシア®）点滴静注	1 回めのワクチン接種 4 週間前から注射しない。1 回めのワクチン接種後 1 週間は注射しない。2 回めのワクチンには関係なく注射してよい	中等度
鎮痛解熱薬（カロナール®、イブプロフェン®、ロキソニン®、ボルタレン®など）	ワクチン接種の 24 時間前からは服用しない（ワクチンで発熱などの症状が出たときには使用できる）	中等度

（参考文献 2 および https://www.rheuma-net.or.jp/rheuma/covid/covidqa.html より引用改変）

Q94 コロナワクチン以外のワクチン（帯状疱疹：シングリックス、肺炎球菌ワクチンなど）は打ったほうがいいですか？

関節リウマチの患者さんは感染症にかかりやすいため、季節性インフルエンザ、帯《たい》状疱疹《じょうほうしん》（シングリックス®）、肺炎球菌ワクチンなど、一般的な不活化ワクチン（生きたウイルスなどの微生物を含まないワクチン）接種による感染症の予防が推奨されています*1。

ただし、副腎《ふくじん》皮質ステロイドや、免疫抑制薬を使用中の患者さんは、生ワクチン（シングリックス®以外の帯状疱疹／水痘《すいとう》ワクチン、麻疹《ましん》・風疹《ふうしん》ワクチンなど、弱毒化されているが生きたウイルスなどの微生物を含むワクチン）を接種すると、そこから本当に感染してしまうケースがあり、推奨されていません。

また、妊娠後半に生物学的製剤を使用していた場合、そのお母さんから生まれたお子さんも、出生から6ヵ月以内の生ワクチン接種を受けることは推奨されていないので、該当する人は主治医に相談してください。

（近藤　泰）

Q 95 コロナワクチン以外のワクチンを打つさいに、使っている薬はどうしたらいいですか？

現在のところ日本においては通常のワクチン接種の場合、免疫抑制薬やステロイド薬を中止・減量することは推奨されていません。休薬や減量は行わず、基本的に継続するようにしましょう。

（近藤　泰）

第10章

関節リウマチの患者さんの生活についての疑問12

Q 96 関節リウマチでは、一般的に生活で気をつけることはありますか？

体重過多や肥満は関節リウマチの病状を悪化させる因子であることがわかっているので、**高カロリー食**をさけ、**野菜、果物、豆類、キノコ類**などをバランスよく摂取するよう心がけましょう。[1・2・3]

アルコールや**薬**は肝臓で代謝されるため、薬を服用しながらアルコールを摂取すると、肝臓への負担が大きくなります。特にメトトレキサートはほかの薬と比較して肝臓に負担がかかりやすいので、多量の飲酒はさけるようにしましょう。

また、**喫煙**は心血管イベント（心筋梗塞《こうそく》や脳梗塞）や合併症（悪性腫瘍《しゅよう》、肺気腫や間質性肺炎等）のリスクとなるだけでなく、関節リウマチの発症や病状の悪化と関係しており、関節リウマチに対する治療薬の効果を減弱させることもわかっているので、[4]喫煙している人は禁煙し、喫煙しない人でも受動喫煙をさけるようにしましょう。

関節の痛みが悪化しない範囲の**適度な運動**は構いませんが、関節の炎症が強いときは安静を心がけ、関節に負担がかかりすぎない動作にしましょう。[5]

（秋山光浩）

Q97 関節リウマチでは、体を動かすさいにどのようなことに気をつけたらいいですか？

痛いときには休むべきですが、痛まない範囲でなら運動をしていいでしょう。一般的に、関節の炎症の強い時期には関節の保護、安静を保ち、炎症が落ち着いてきたら関節可動域の保持、筋力の維持増強を目的とした運動リハビリテーションを行うことがいいと考えられています。

これらはいずれもエビデンスレベルが低く、十分な科学的根拠は乏しいのですが、**全く動かさないと筋力低下や関節組織の拘縮《こうしゅく》をきたします。**したがって、多少痛みがあっても、病状に合わせてバランスを取りながら、運動負荷の調節に留意して無理のない範囲で行いましょう。

関節や筋肉を伸ばすストレッチング、軽いウォーキングなどから始め、状況に応じて負荷の程度や内容を見直していくようにしてください。

ラジオ体操、**ヨガ**、**太極拳**など取り組みやすいものや、荷重関節等への重力負荷が少ない**水泳**や**筋力トレーニング**など、年齢、体力、病状を勘案して選んでください。

関節リウマチの患者さんを対象としたさまざまな種類の「リウマチ体操」という簡単な運動が考案されています。動画なども無料で紹介されています。[*1・2] 170ページでは「リウマチ体操」のやり方を紹介しているので、参考にしてください。

医師の指導のもと、自分の状況に合わせた運動を、ケガなく継続して行っていくことが重要です。

（鈴木勝也）

Q98 関節リウマチでは、どのような食事に気をつけたらいいですか？

現状において、ある特定の食事が関節リウマチを治癒させたり、または逆に増悪させたりするといった統一の見解はありません。したがって、関節リウマチの患者さんも、一般の人と同様に、**健康的でバランスの取れた食生活を行うことが推奨されます。**[*1]

特に、食事のとりすぎによるエネルギー摂取過多は心血管イベント（心筋梗塞《こうそく》や脳梗塞）や糖尿病のリスクとなります。また、偏った食生活は特定の栄養素の欠乏による疾患《しっかん》のリスクとなるのでさけましょう。脂肪分の多い高カロリー食をさけ、野菜、果物、豆類、キノコ類などをバランスよく摂取するよう心がけてください。[*1]

（秋山光浩）

Q99 関節リウマチでは、サプリメントは飲んでもいいでしょうか？

現状では関節リウマチを治癒させたり、または逆に増悪させたりするといった統一の見解を持ったサプリメントはありません。葉酸を含むサプリメントや栄養補助食品は、処方されている分よりも多く摂取してしまった場合に、メトトレキサート（リウマトレックス®）を使用している人では治療効果を減弱させる可能性があり、注意が必要です。[*1] サプリメントや栄養補助食品に関しては自己判断で開始せずに、事前に主治医に相談するようにしましょう。

（秋山光浩）

Q100 関節リウマチは温泉に行くとよくなりますか?

温泉療法の関節リウマチに対する治療効果に関する報告はあるものの、いずれもエビデンスレベルが低く、十分な科学的根拠は乏しいといわざるを得ません。「温泉に行っていればリウマチの治療薬をやめられる、減らすことができる」とは考えにくいですが、温泉療法のリラックス効果などを目的に温泉に行くことはいいのではないかと考えられます。

一般に温泉療法には、温熱作用、物理作用、化学・薬理作用、飲泉などの直接作用のほか、休養、保養、療養効果などの広義の作用を有するとされています。特に、温熱効果による疼痛《とうつう》緩和、筋・関節拘縮《こうしゅく》の改善、血流促進効果などから、関節リウマチなど疼痛性疾患《しっかん》の症状を和らげる目的で利用されることも少なくありません。一方で、関節の炎症が強いときに温めすぎると炎症部位の血流が増えて悪化することも考えられるため、過度な利用はさけ、疲労、やけど、熱中症などの体調変化や転倒に注意しながら、適切に利用するといいでしょう。

(鈴木勝也)

Q101 関節リウマチの治療中に旅行してもいいですか？

関節リウマチの患者さんも、国内および海外への旅行は可能です。ただし、以下の点に注意しましょう。

❶うがい、手洗い、マスク着用をしっかり行う

関節リウマチの患者さんは疾患《しっかん》や合併症、使用している薬の関連で、一般の方よりも感染症をきたすリスクが高いことが知られています[*1]。旅行中にはさまざまな人と接触する機会が増えるため、各種の感染を予防することが重要になります。そのさいに、「感染を予防する薬」などがあればいいのですが、現状ではそうしたものはなく、また予防的に旅行前に抗生物質を内服することなどは推奨されません。感染を予防するためには、うがい、手洗い、マスク着用をしっかり行うという「スタンダードプリコーション（標準予防策）」の考え方が、唯一かつ有用な手段になるので[*2]、必ず行いましょう。

❷ふだんの薬を旅行中もしっかり使用する

旅によって関節リウマチが著明に悪化することは報告されていませんが、時差など

により概日リズム（サーカディアンリズム）に影響を及ぼすことで朝のこわばりが増えることや、薬の飲み忘れが生じることでリウマチが悪化することに対する注意喚起がなされています。*3 **薬を忘れず、服用をしっかり行うことが重要です。**

海外に長期渡航する場合には現地ドクターに対する紹介状が必要になることもあり、また、注射薬を持参するさいの書類が必要になることもあります。そのような場合は主治医に相談してください。

❸旅行先で無理な負担がかからないようにする

旅行は楽しく過ごしたいものですが、ふだんは行わないレベルの過剰な負担がかかった場合には、関節リウマチが悪化してしまうこともあります。*4 痛みが出てきたり、生じそうな予感があったりする場合は無理せず休みながら、旅行を楽しみましょう。

❹ワクチン接種推奨などは国の指示に従う

コロナウイルスを含め、危険な感染症が蔓延《まんえん》している地域への渡航制限や、地域に流行している感染症への対抗策としてのワクチン接種推奨などは国の指示に従いましょう。*これらはインターネットで簡単に確認することができるので、海外へ旅行する前には一読するようにしましょう。

（齋藤俊太郎）

＊ 外務省 https://www.anzen.mofa.go.jp/covid19/pdfhistory_world.html
厚生労働省 https://www.forth.go.jp/useful/vaccination.html

Q 102 関節リウマチで通院しているので、健康診断は受けなくてもいいですか？

リウマチ外来で行っている血液検査でがんはわからないため、がん検診はご自身でしっかりと受けることをおすすめします。

リウマチ診療で通常行っている血液検査では、血液の細胞のチェックで貧血がないか、肝臓・腎臓《じんぞう》の機能や炎症の程度などをチェックしていますが、そのほかの臓器の状態や、悪性腫瘍《しゅよう》（がん）についてはわからないため、健康診断やがん検診はぜひ定期的に受けてください。

関節リウマチの患者さんは一般の方々と比較して悪性腫瘍のリスクが高いことが知られており、その中でもリンパ腫《しゅ》や肺がんのリスクが増加することが知られています。[*1・2] 複数の論文の結果を解析した結果から、全がん種でのリスクは一般人口と比較して1・09倍、リンパ腫で2・46倍（ホジキンリンパ腫で3・21倍、非ホジキンリンパ腫で2・26倍）、肺がんで1・64倍と報告されています。この理由として、関節リウマチ自体の自己免疫病態や、遺伝的要因、喫煙による影響、ウイルス感染、薬による影響などの要因が考えられていますが、はっきりとした原因はわかっていません。
また、関節リウマチなどの慢性炎症性疾患《しっかん》の患者さんでは、動脈硬化性冠動脈疾患（ＣＡＤ）の有病率が増加することが知られています。約11万人の患者を対象とした24の観察研究を解析した結果では、関節リウマチ患者におけるＣＡＤ死亡リスクは一般人口よりも59％高いと結論づけています。[*3]
以上のように、悪性腫瘍や心臓病はリウマチの患者さんでリスクが若干高くなりますが、通常の血液検査ではわからないため、定期的な健康診断やがん検診はご自身でしっかりと受けることをおすすめします。

（泉　啓介）

Q103 関節リウマチがあっても妊娠出産できますか？

関節リウマチがあっても妊娠出産は可能です。
注意点が大きく2つあるので、妊娠出産を計画されるさいには主治医と必ずご相談ください。

❶関節リウマチの活動性が高いとき、炎症が強いときには妊娠が成立しにくくなる

1つめは、関節リウマチの活動性が高いとき、炎症が強いときには妊孕性《にんよう》が下がる（妊娠が成立しにくくなる）点です。

245人を解析した文献*1によると、下図のように関節リウマチの活動性の指標であるDAS28（DAS: Disease Activity Score＝疾患《しっかん》活動性スコア。点数が高いほうが病気に勢いがある）が高い人ほど不妊率も高いという結果でした。

妊娠の有無だけでなく、子宮内発育不全や妊娠合併症のリスクが上がることもわかっています。したがって、妊娠を希望される場合はしっかり治療して、病気を安定させることが重要になります。

関節リウマチの活動性が高いと妊娠が成立しにくい

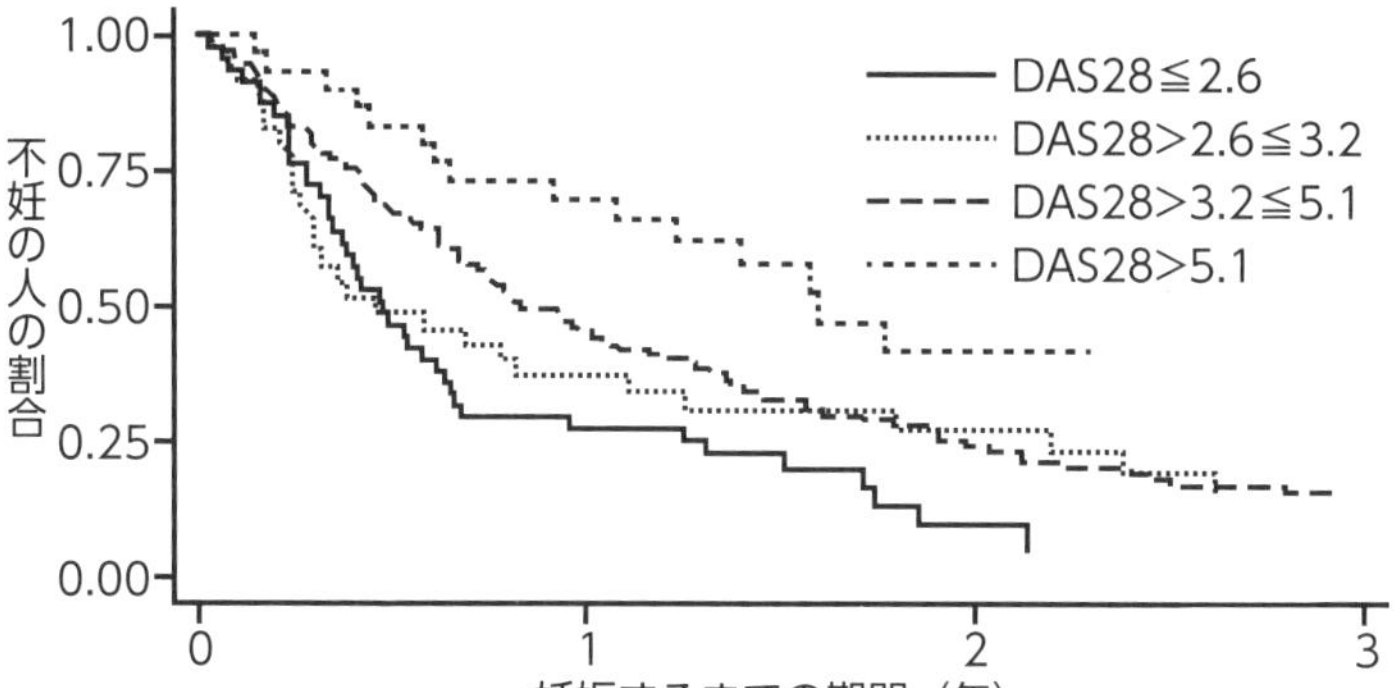

❷胎児に影響があるリウマチ治療薬がある

2つめは薬の影響です。胎児に影響がある薬もあるので、妊活を開始する前には必ず主治医に相談してください。次《じ》ペ《ペー》ーの表に主な治療薬をまとめました。ある程度使用経験が蓄積され、優先的に使用されることが多いものを「使用可能」、妊娠中の投与が禁止されているものを「要中止」、使用できなくはないが注意がいるものを「要注意」として分類しました。

特に使用頻度の高い薬の注意点は左記のとおりです。

- メトトレキサート……女性は投与終了後少なくとも1月経周期、男性は投与終了後3ヵ月は妊娠をさける必要あり。
- 非ステロイド性抗炎症薬（NSAIDs《エヌセイズ》）……妊娠後期は禁止、初期・中期は使用可能。
- 生物学的製剤……エタネルセプト、セルトリズマブは胎盤を通過しにくいとされ、病気の勢いが強いときには優先的に選択される。
- プレドニゾロン……胎盤通過性が低いが、妊娠糖尿病のリスクになるので、1日当たり15㍉《ミリグラム》以下が望ましい。

（竹下　勝）

妊娠中・妊娠を希望する場合の薬の使用可否

（　）内は商品名

使用可能	サラゾスルファピリジン（アザルフィジン®、サラゾピリン®）
	タクロリムス（プログラフ®）
	エタネルセプト（エンブレル®）
	セルトリズマブ（シムジア®）
	ヒドロキシクロロキン（プラケニル®）※
	アザチオプリン（イムラン®、アザニン®）※
	シクロスポリン（ネオーラル®、サンディミュン®）※
要注意	プレドニゾロン（プレドニン®）
	トシリズマブ（アクテムラ®）
	アバタセプト（オレンシア®）
	インフリキシマブ（レミケード®）
	アダリムマブ（ヒュミラ®）
	サリルマブ（ケブザラ®）
	非ステロイド性抗炎症薬［NSAIDs］（ロキソニン®など）
要中止	メトトレキサート（リウマトレックス®）
	イグラチモド（ケアラム®）
	D-ペニシラミン（メタルカプターゼ®）
	レフルノミド（アラバ®）
	ミゾリビン（ブレディニン®）
	オーラノフィン（リドーラ®）
	金チオリンゴ酸ナトリウム（シオゾール®）
	アクタリット（オークル®、モーバー®）
	JAK 阻害薬（ゼルヤンツ®、オルミエント®、ジセレカなど®）
	ミコフェノール酸モフェチル（セルセプト®）※
	シクロフォスファミド（エンドキサン®）※

※関節リウマチは保険適用外。ほかの自己免疫疾患で使用される薬

Q 104 手指の使い方で注意すべきことはありますか？

日常生活で手指を使う場面は多く、使わずに生活することは難しいので、使い方に工夫が必要です。大前提は、**手指の関節にかかる負荷を減らすことと、負荷がかかる時間を短くすること**です。

・物を持つ　変形が起こりやすい小さな関節に負担をかける動作をさけましょう。

カップや湯飲みは片手のひらに乗せ、もう片方の手全体で支えるように持ちます。小さな物をつまんだりつかんだりする動作は手指の関節に負担がかかるため、ペンやスプーンは**柄の太いもの**を使うか、**自助具**（163ページ参照）を活用する方法もあります。

荷物を運ぶときは、なるべく小分けにして一つ一つを軽くすること。そのうえで、小さな関節に負担がかからないよう、大きな関節を使います。買い物袋などは手に持たず、2つに分けて両ひじにかけたり、肩にかけられるバッグを使ったりしましょう。小分けにできない重い荷物は、リュックサックで両肩や背中に重さを分散する

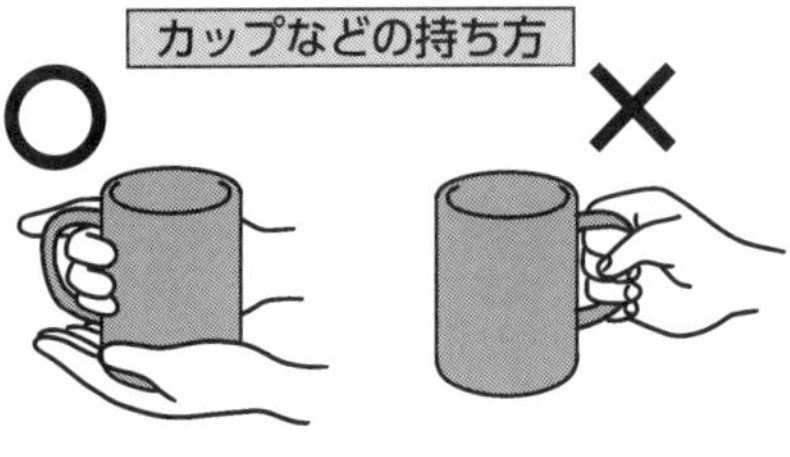

か、キャスターのついた鞄で運ぶとらくです。

•ねじる・ひねる・ふく

手指は**尺側偏位**《しゃくそくへんい》*（84ページ参照）が起こりやすいので、ねじったりひねったりする動作で、**手首を小指側に曲げない**ようにすることが大切です。例えばテーブルをふくときは、手首が小指側に曲がらないよう、また、反らないように注意し、手全体を前後に動かすか、小指側から親指側の方向に動かします。

タオルをしぼるときは水道の蛇口などにタオルをかけ、両手で少しずつしぼると、手首や手指への負担を減らせます。ぞうきんは何かに押しつけてしぼれば手首をひねらずにすみますが、手首を曲げないよう注意しましょう。

ビンやペットボトルのフタを開けるときは、どうしても手指や手首に力が入ります。負担を軽くする自助具を使うなどの工夫をしましょう。

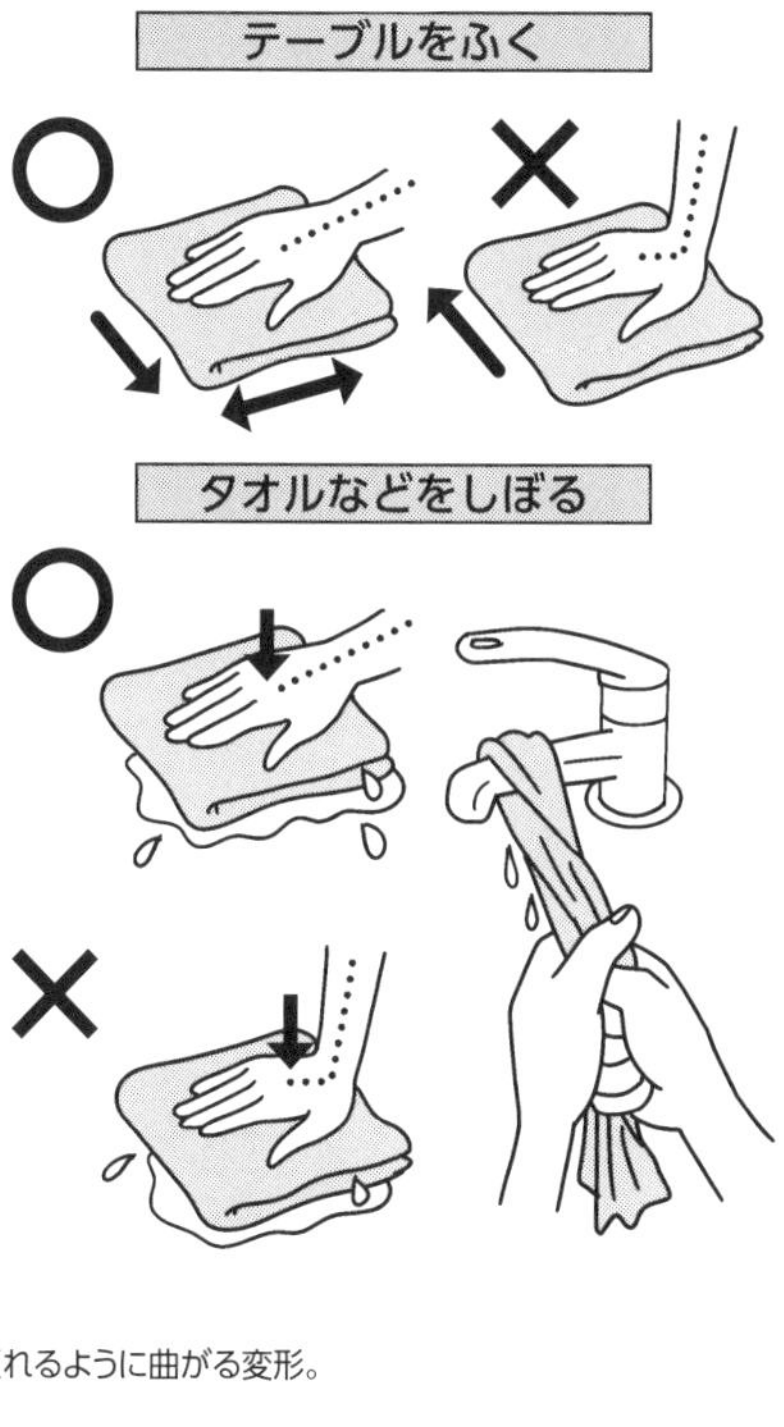

•パソコンやスマートフォンの操作

仕事などでパソコンの操作をするときは、長時

*親指以外の4本の指が小指側に反れるように曲がる変形。

間続けず、適切に休憩して手指を休ませましょう。

キーボードは、なるべく軽い力で打鍵できるものを選びます。キーボードの手前に**パームレスト***を置くと、手首を伸ばした姿勢で操作できます。

長時間のマウス操作は尺側偏位を招きやすいので、休憩が大切です。一般的なマウスの代わりに、平らな板を指でなぞって操作する**トラックパッド**や、マウス自体は動かさずに指や手のひらでボールを転がして操作する**トラックボールマウス**を使うとらくです。

スマートフォンを持つときも手首が小指側に曲がりがちです。**卓上のホルダー**に置いて操作するか、**スマホリング**などを利用して、手首を曲げないように手のひら全体で支えて持ち、もう片方の手で操作しましょう。（阿部　薫）

パソコン、スマートフォンの操作

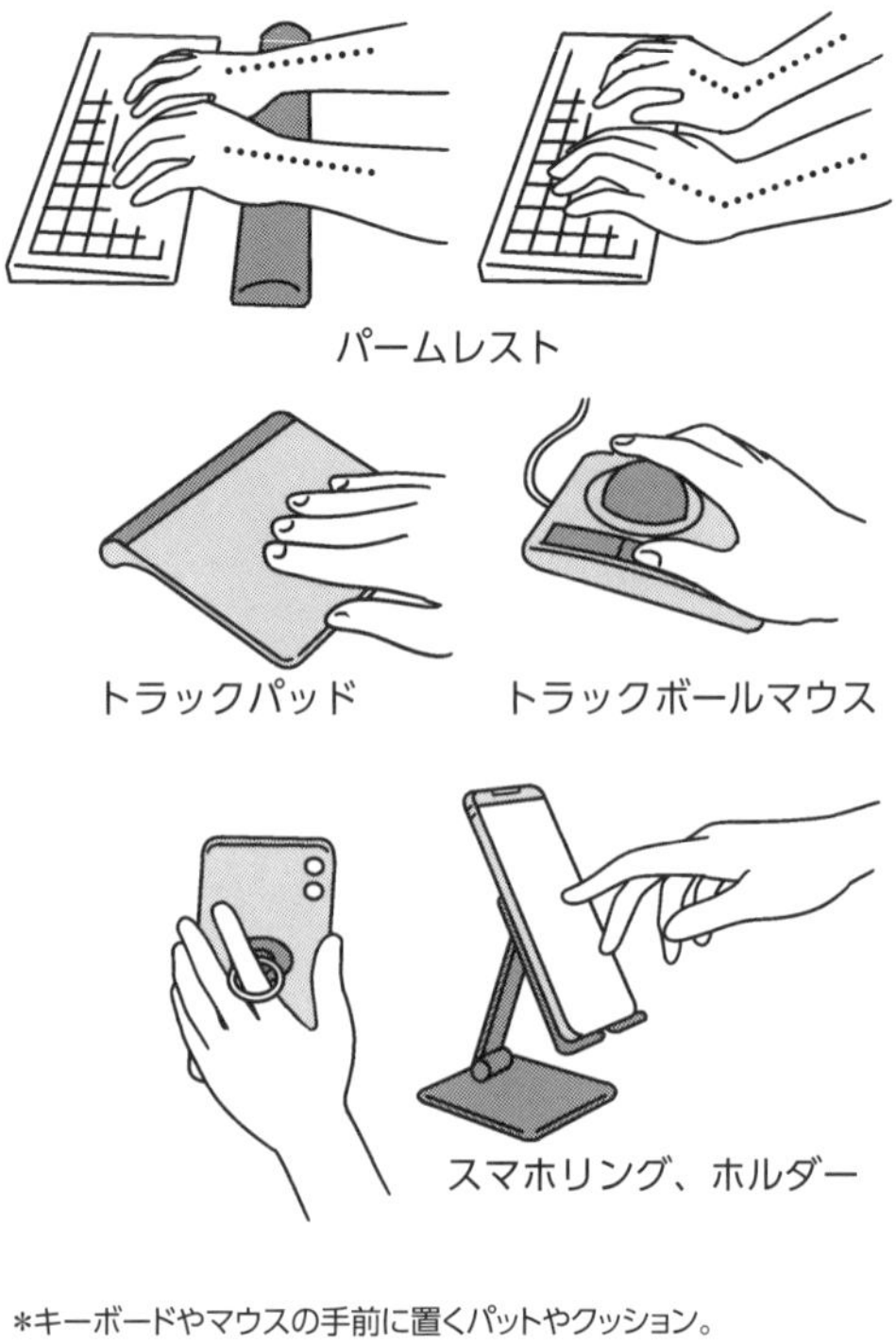

*キーボードやマウスの手前に置くパットやクッション。

Q 105 「自助具」にはどのようなものがありどこで入手できますか？

自助具は、関節リウマチで生活動作が不自由になった人の助けになりますが、それだけではありません。病状が軽い人も、関節の負担を軽くし、変形を予防するために有用です。福祉用具の販売店や、インターネットのショッピングモールでも購入することができます。入手方法がわからない場合は、病院で医師や作業療法士、理学療法士にたずねてください。

（阿部　薫）

自助具のいろいろ

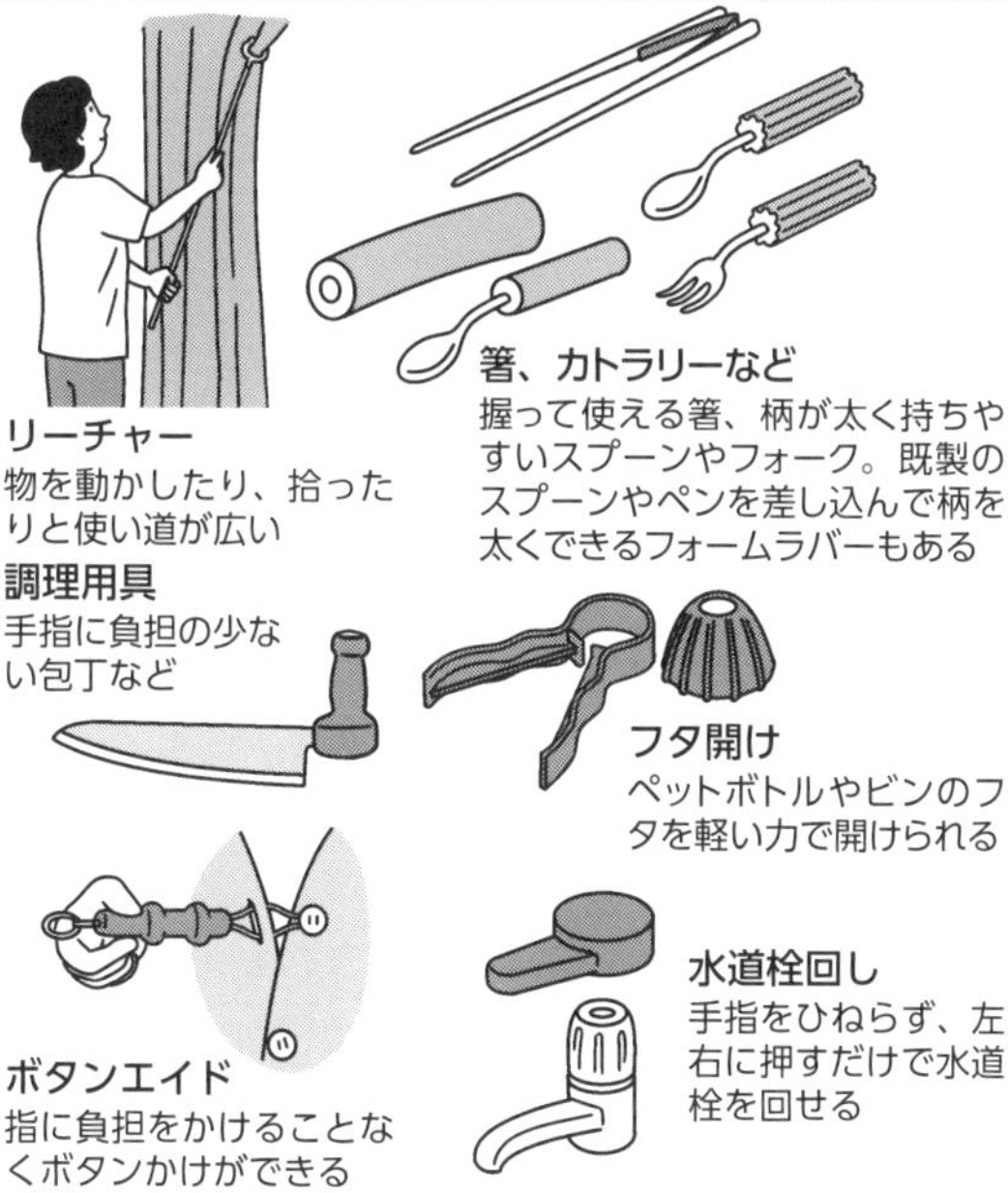

リーチャー
物を動かしたり、拾ったりと使い道が広い
箸、カトラリーなど
握って使える箸、柄が太く持ちやすいスプーンやフォーク。既製のスプーンやペンを差し込んで柄を太くできるフォームラバーもある
調理用具
手指に負担の少ない包丁など
フタ開け
ペットボトルやビンのフタを軽い力で開けられる
ボタンエイド
指に負担をかけることなくボタンかけができる
水道栓回し
手指をひねらず、左右に押すだけで水道栓を回せる

Q106 患部は冷やしたほうがいいですか？温めたほうがいいですか？

関節炎がある場所の炎症が強いとき（赤みを帯びて熱を持ち、痛みや腫《は》れがある）は、冷やしたほうがいいでしょう。ただし、冷やしすぎは痛みの悪化につながるので、気持ちがいい程度に留めましょう。

逆に、炎症が治まっているときには、患部だけでなく全身を温かく保ち、血流をよくすることが大切です。

（阿部　薫）

Q107 リウマチの患部はマッサージしたほうがいいですか？

関節炎がある場所を刺激することで、腫《は》れや炎症を悪化させる可能性があります。患部に物理的刺激を与えるマッサージはさけましょう。

（阿部　薫）

第11章

関節リウマチのリハビリについての疑問5

Q 108

関節リウマチでリハビリはなぜ必要なのでしょうか？

リハビリ（リハビリテーション療法）は、手術療法や薬物療法を補うものと思われがちですが、薬物療法、基礎療法、手術療法とともに、関節リウマチの治療の4本柱の1つを構成する治療法です（112ページ参照）。

物理療法や装具療法などもリハビリに含まれますが（168ページ参照）、関節の変形を防止し、体の機能を維持するためには、運動療法が重要です。運動器（体を動かすために使う骨・軟骨・筋肉・腱《けん》・靭帯《じんたい》・関節・神経などの総称）は、動かしてこそ機能を保持でき、また、組織の新陳代謝が行われるようにできているからです。

例えば骨は、破骨《はこつ》細胞が骨を壊して吸収すると同時に、骨芽《こつが》細胞が新しい骨を作り、常に新しく入れ替わっています。歩行や体操などで体を動かして骨に衝撃が伝わると、骨細胞という細胞から指令が出て、骨芽細胞が骨を作ります。ところが、あまり体を動かさず骨に衝撃が伝わらない生活を続けていると、破骨細胞を刺激するホルモンばかりが出て骨が壊れやすくなり、関節の変形につながる恐れもあります。

運動は関節そのものにもいい影響を及ぼします。関節を動かすと内部の圧力が上下し、ポンプのように働いて**滑膜《かつまく》の血流**がよくなります。血管や神経が通っていない関節の軟骨に酸素や栄養を供給するのは滑膜なので、滑膜の血流がよくなると供給が盛んになり、軟骨が健全な状態に保たれます。関節を動かさないと供給がうまくいかず、酸素や栄養不足から軟骨が衰えてしまいます。すると関節が不安定になり、病状が進行する可能性もあります。

過度な安静は、骨がもろくなる、関節の拘縮《こうしゅく》（動かしにくくなった状態）、筋肉の萎《い》縮《しゅく》、心肺機能の低下などの廃用症候群を招きます。ベッドに寝たきりの人は筋力が低下し、背骨のカルシウムが少しずつ失われるといわれています。このほかにも、精神的に落ち込みやすくなったり、見当識障害《けんとうしきしょうがい》（場所・時間・人がわからなくなる）など、心や脳にも影響します。

このように、痛みがあるからといって体を動かさないことのデメリットは大きいものです。運動器の衰えから変形が進行し、日常動作が不自由になれば、体を動かしにくくなって、さらに病状が進むという悪循環を招きます。これを予防するために、**激しい炎症が治まったら、できるだけ発症の初期の段階からリハビリ療法を始め、無理のない範囲で関節を動かす必要があります。**

（阿部　薫）

Q 109 関節リウマチのリハビリにはどんな方法がありますか？

関節リウマチのリハビリ療法には、大きく❶物理療法、❷運動療法、❸作業・装具療法の３つがあります。

炎症が活動的な時期には安静を保つ必要がありますが、薬物療法や温熱療法などで痛みを和らげたり、装具療法で関節への負担を和らげたりしながら、病状に合わせて作業療法や運動療法を行います。

（阿部　薫）

関節リウマチの主なリハビリ療法

物理療法 物理的な刺激（温熱、冷却、水、光線など）を利用し、筋肉の緊張をほぐしたり、関節の血流をよくしたりして、痛みを和らげる	**温熱療法** ホットパック（医療用あんか）、パラフィン浴、電磁波、超音波、低出力レーザー、入浴、温泉浴などで患部を温める **冷却療法** 炎症や腫れが強い場合に、アイスバッグ（氷のう）などで患部を冷やす
運動療法	リウマチ体操、等尺性運動＊、温水プールでの運動（水中歩行など）などで、関節の可動域や筋力を維持する
作業・装具療法	**作業療法** 手指の機能回復のために、手芸（編み物、刺しゅうなど）、木工、絵画、書道などを行う **装具療法** 関節に合わせた装具を装着し、変形の予防・矯正を行う

＊関節を動かさず、筋肉の長さを一定にしたままで、力を入れて筋肉を収縮させる運動。
［例］動かない壁を押す、持ち上げられないほど重い物を持ち上げようとする、など。

Q 110 関節リウマチの運動療法ではどのような方法が有効ですか？

「SARAH《サラー》」*というプログラムは、作業療法士や理学療法士による6回（12週間）の外来訓練の後、患者さんが自宅でも行える運動療法で、関節リウマチの手の機能と実用性を高める効果が証明されています。SARAH研究会のサイト（http://sarah-ra.jp/）でくわしく紹介されています。

（阿部　薫）

SARAHの指曲げ運動

（SARAHプログラムの一部を紹介）

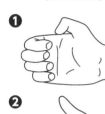

❶

❷
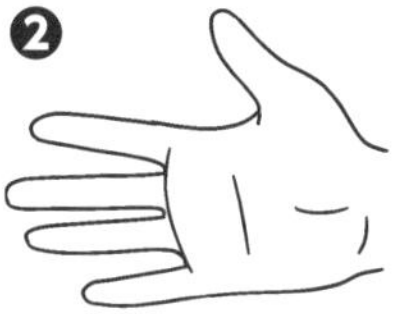

❸
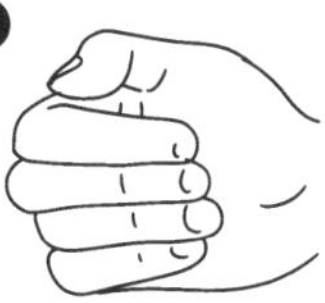

❹
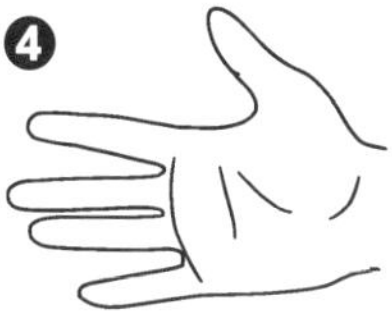

❺
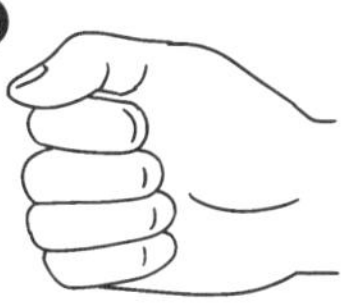

❶指のつけ根の関節はまっすぐ伸ばしたままで、指先と、その手前の指の関節（第1・第2関節）をどちらも曲げる。図のように、かぎ爪（フック）のような形にする。

この状態を5秒保持。

❷手を開く。

❸指を曲げて、自分の手のひらをしっかりとさわろうとする。

この状態を5秒保持。

❹手を開く。

❺じゃんけんのグーの形でしっかりと握る。

この状態を5秒保持。

＊ SARAH: Strengthening and Stretching for Rheumatoid Arthritis of the Hand（手指の関節リウマチのための筋力アップとストレッチ）

Q111 「リウマチ体操」について教えてください。

各関節を動かして可動域が狭まるのを防ぎ、関節の機能を保つ体操で、いろいろなものが考案されています。また、関節を支える筋肉の力を維持する目的もあります。ここで紹介する**リウマチ体操**は一例ですが、手や手指だけでなく、少しずつ全身を動かします。関節リウマチは全身の関節に症状が及ぶ病気なので、現在は症状が限られた部位だけの人も、日々、全身の関節を動かしておくことが大切です。体が温まって体を動かしやすいお風呂上がりなど、毎日の習慣にするといいでしょう。

注意点としては、**痛みが強いときは行わないこと**。示した秒数や回数は目安なので、**痛みを感じたらそこでやめ、関節を無理に曲げ伸ばししないこと**。もし翌日に痛みが残るようなら、秒数や回数を減らしましょう。どの体操をどの程度行えばいいか迷ったら、**医師や理学療法士に相談して**ください。

なお、リウマチ体操は毎日少しずつ続けることが大切ですが、疲れているときは休むことを優先してかまいません。また、頸椎《けいつい》（背骨の首の部分）に症状がある人は、首に負担のかかる運動はせず、医師の指導に従ってください。

（阿部　薫）

手・手指・手首のリウマチ体操

（この体操はイスに腰かけて行います）

手・手指

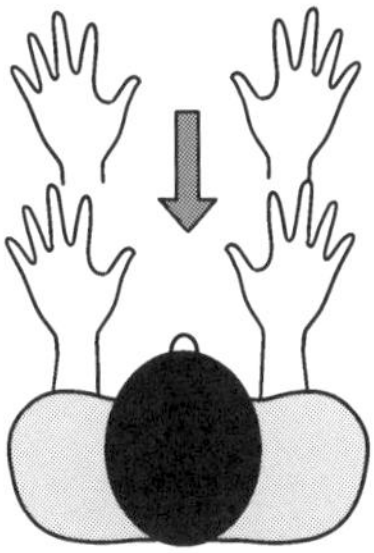

両手を伸ばし、手のひらを下にしてテーブルの上に乗せる。両手の指を大きく開き、ひじを引いて手のひらを手前へ滑らせる。5回くり返す。

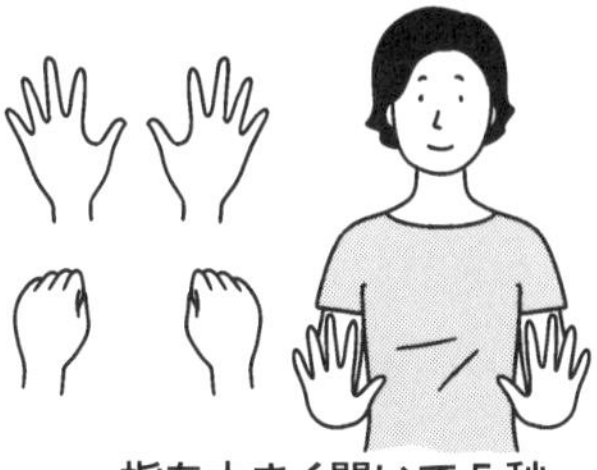

指を大きく開いて 5 秒、握って 5 秒キープ。

手首・ひじ

小さく前にならえをする。

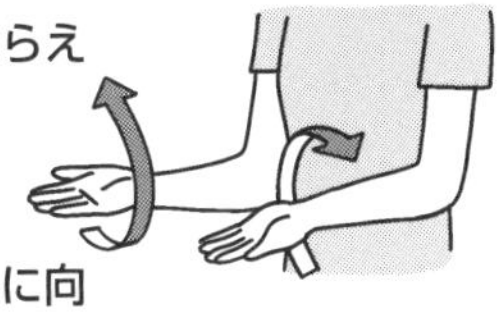

手のひらを上に向けて 5 秒、下に向けて 5 秒キープ。

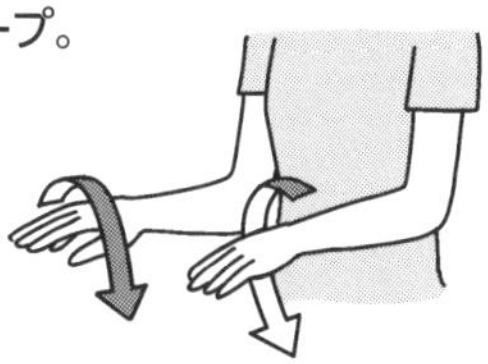

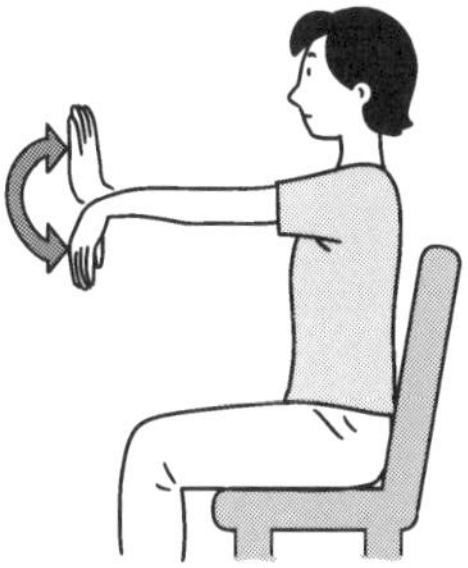

両腕を体の前に伸ばし、手首を上に曲げて 5 秒、下に曲げて 5 秒キープ。

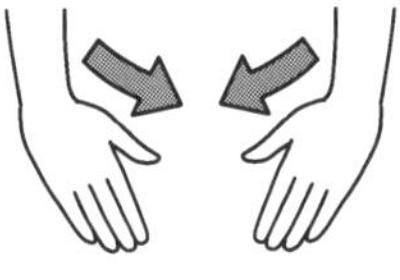

手のひらを下に向けてテーブルに置き、手首を親指側に曲げて 5 秒キープ。

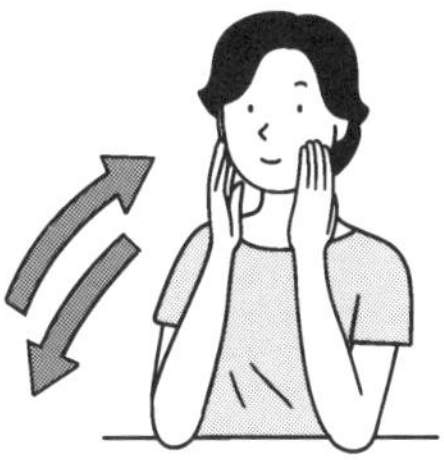

テーブルにひじをつき、指先でほおとテーブルに交互に軽く触れる。 5 回くり返す。

腕・肩のリウマチ体操

（この体操はイスに腰かけて行います）

腕を下に下ろした後、横から上へ動かしてバンザイする。５秒キープ。

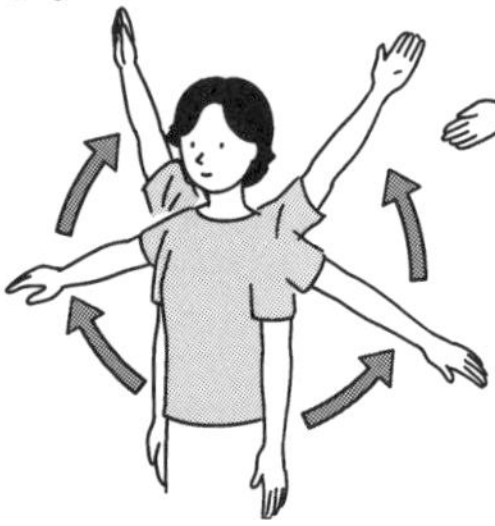

腕をわきに下ろし、続けて後ろへ動かして５秒キープ。

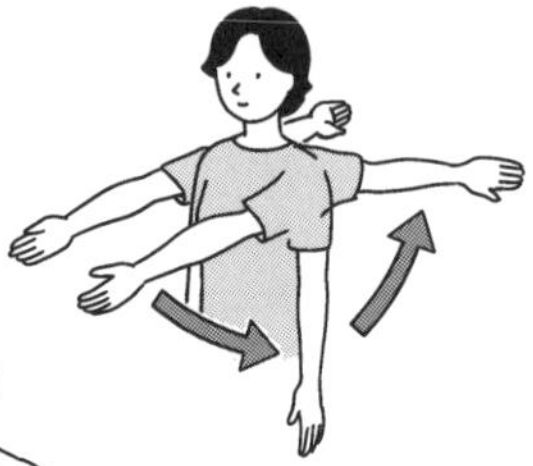

両腕を前に伸ばして肩の高さまで上げ、５秒キープ。

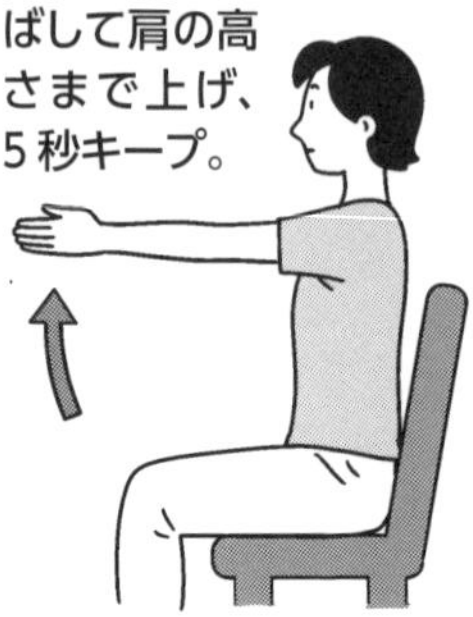

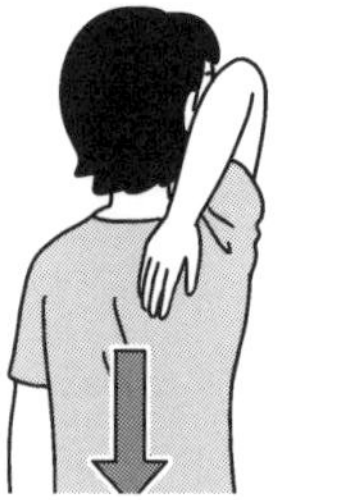

腕を上げて手を背中へ回し、できるだけ下へ伸ばす。その状態で５秒キープ。両腕とも行う。

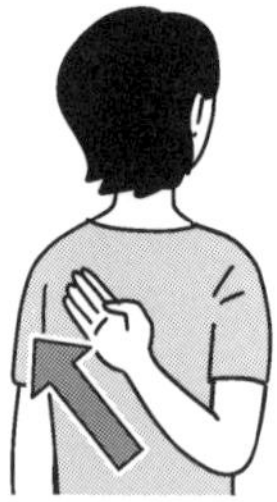

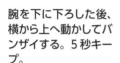

手の甲を背中の肩甲骨の間に置いて、背中を強く押し、５秒キープ。両腕とも行う。

小さく前にならえをした姿勢から、前腕を外へ開き５秒、内側に曲げて５秒キープ。

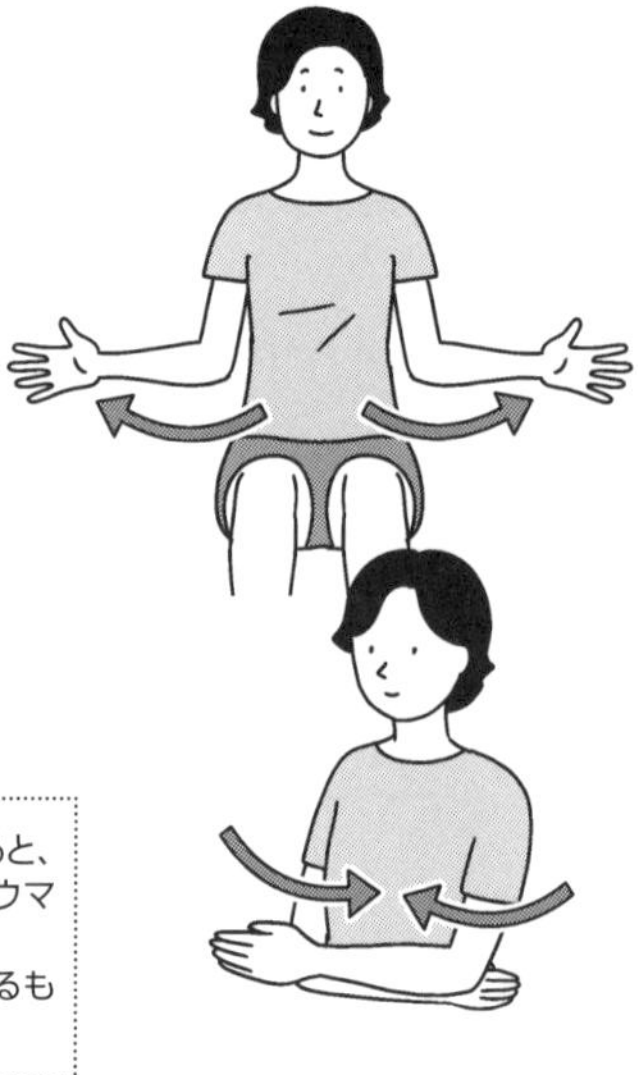

スマートフォンでQRコードを読み取ると、日本リウマチ財団が紹介しているリウマチ体操の動画を見ることができます。

＊ ここで紹介している体操とは異なるものもあります。

ひざ・太もも・足・足首のリウマチ体操

（この体操はイスに腰かけて行います）

足先を親指側に向けて５秒、小指側に向けて５秒キープ。両足とも行う。

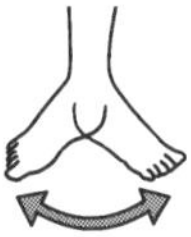

足先を右に5回、左に５回回す。両足とも行う。

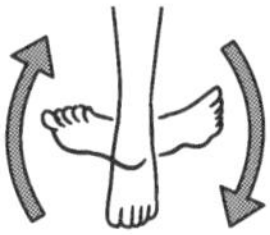

ひざを伸ばし、足をゆっくり上げる。太ももが張った状態で５秒キープ。両足とも行う。

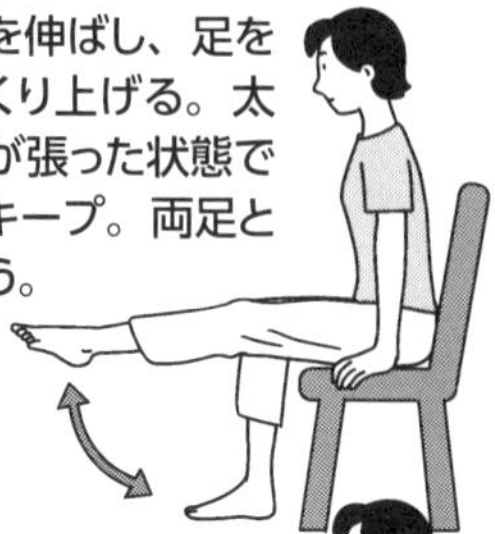

足の指を反らせて５秒、曲げて５秒キープ。両足とも行う。

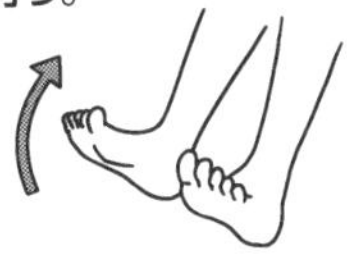

足首を曲げて５秒キープした後、もとに戻す。両足とも行う。

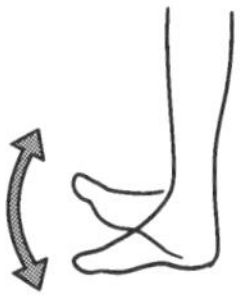

イスに腰かけて太ももを持ち上げ、５秒キープ。両足とも行う。

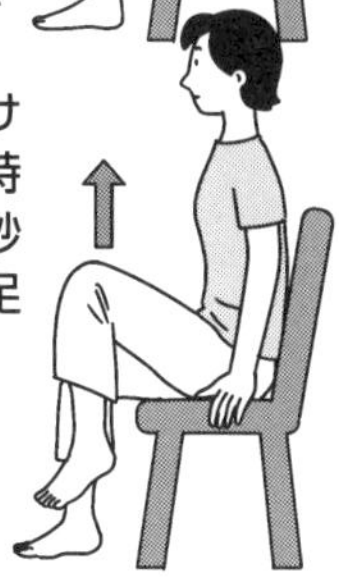

股関節のリウマチ体操

（この体操はあおむけに寝て行います）

片足を伸ばしたまま上げ、５秒キープ。両足とも行う。

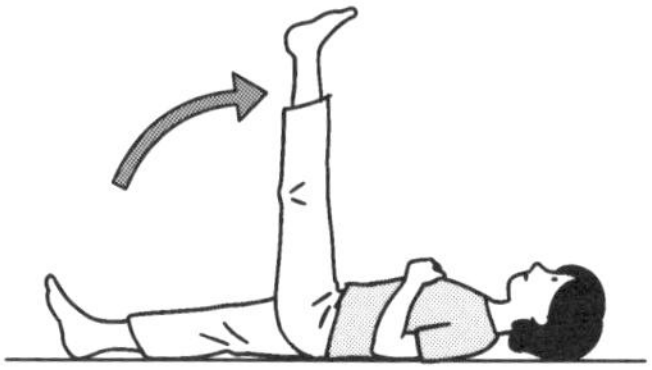

片足を曲げ、上半身のほうへ引き寄せて５秒キープ。両足とも行う。

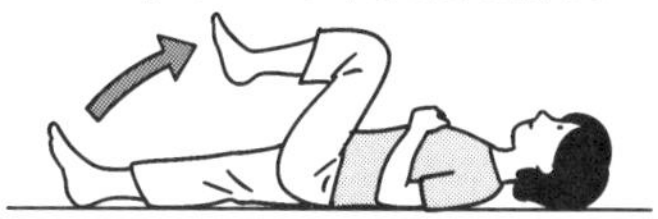

ひざを曲げ、腰を上げて５秒キープ。

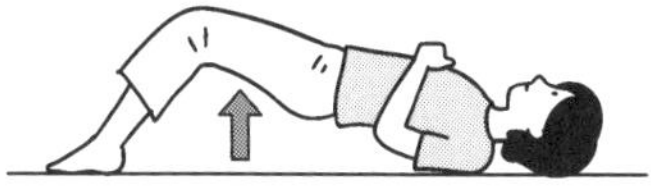

できるだけ足を開き、５秒キープ。

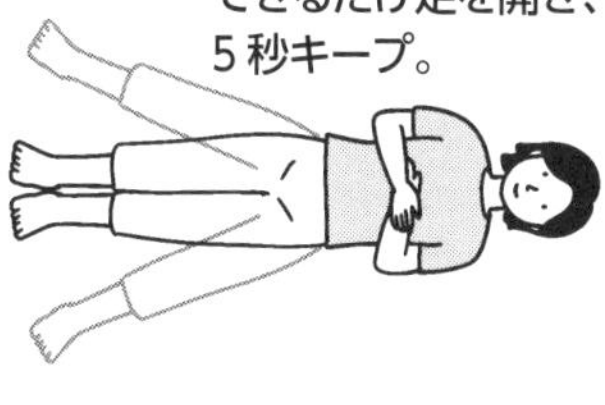

Q112 装具療法は効きますか？どんなものが有効ですか？

患者さんの病状は一人一人で異なるため、医師や作業療法士と相談して作るオーダーメイドの装具が有効です。安静のために関節を完全に固定するもの、ある程度動かせるものなど、いろいろなタイプがあります。ただし、長期間の固定は関節の拘縮《こうしゅく》や筋力の低下につながるため、痛みや炎症が治まったら、運動療法を行いましょう。

（阿部　薫）

装具の一例

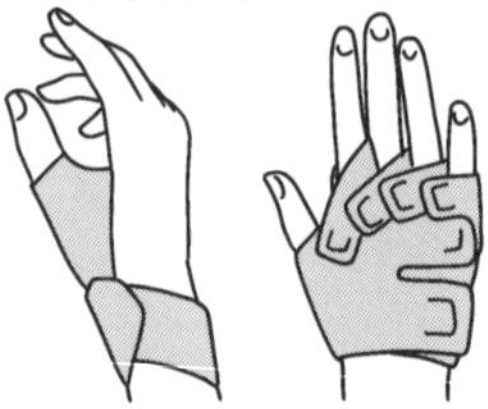

症例　装具で痛みを軽減、薬物療法と軽い運動を続け、2ヵ月後には装具いらずに

装具には患部を動かすさいの痛みを緩和する効果があります。手首が腫《は》れて痛みがあり、物をつかんだりつまんだりするのが大変になった患者さんは、日中は装具で患部を固定して生活動作に伴う痛みを軽減。夜は外して入浴し患部が温まったタイミングで軽い運動を続けました。薬物療法の効果が現れてくるとともに、装具を外す時間を徐々に増やした結果、２ヵ月後には装具なしでも大丈夫になりました。

第12章

関節リウマチの生活保障についての疑問6

Q113 関節リウマチのことが心配で夜も眠れません。どうとらえてどうつきあえばいいですか？

関節リウマチの患者さんは、痛みや腫《は》れなどの身体的なつらさだけではなく、リウマチではない人と同じように家族や友人、職場での人間関係、経済的な問題、日常生活上の不便など、さまざまな問題に向き合わなければなりません。精神的に落ち込み、うつ状態になってしまう人もいます。

病気になったことは変えられませんが、現代は、治療が革新的に進歩し、かつては難しかった関節リウマチの寛解（炎症症状が消失し、関節の腫れ・痛みがない状態）が十分実現可能で、早期にリウマチを発見し、適切な治療を行っていればリウマチがない人と同じように生活することが可能な時代です。関節リウマチの患者さんを補助する制度や、自助具なども、以前より充実しています。

そんな時代に生きていることをフル活用し、自分の病状や治療法をよく理解したうえで専門的な治療を受け、必要であればリハビリテーションを受けましょう。リウマチ友の会（178ページ参照）や病院での集団リハビリで、病気を理解し合える仲間を作るのもいい方法です。治療やリハビリを根気よく続けて体がらくになってくれば、気持ちに余裕が生まれます。精神状態をコントロールして前向きな気持ちを保つ、**「心の寛解」**も実現するでしょう。

（齋藤俊太郎）

Q 114 病気のことを相談したり、情報を共有したりできる場はありませんか？

関節リウマチという病気は、残念ながら、一般の人の理解が十分とはいえません。患者さん一人で、つらい症状や不安などを抱え込みがちです。そんなときは、患者さんどうしの集まり「リウマチ友の会」（くわしくは次ページ参照）に参加するのもいいでしょう。ともに語り合える仲間との交流のほか、療養生活に必要な情報も得られます。

（齋藤俊太郎）

リウマチ友の会の主な活動

- リウマチの啓発活動
- 機関誌『流』の発行（年間4冊以上）
  最新の医療情報や知っておきたい制度、専門医による医療相談などを紹介。
- 「リウマチ手帳」の配布
  検査結果や服用している薬を記録できる。
- 『リウマチ白書』の発行
  5年ごとにリウマチ患者（会員）の実態調査を行い、『リウマチ白書』としてまとめている。
- 『リウマチとうまく付き合うQ&A』の発行
  リウマチとはどんな病気か、どのような治療をすればいいかをまとめた冊子。
- 全国大会（年1回）・支部行事
  支部は全国に47支部あり、療養医療講演会・相談会・懇親会などを開催。
- 自助具などの紹介・頒布
- リウマチ体操DVDの紹介・頒布
- 専門医の案内
- 専門医による医療相談（会員のみ）
  電話相談は毎月1回。

公益社団法人
日本リウマチ友の会
（設立　1960年5月15日）
〒101-0035
東京都千代田区神田紺屋町6
大矢ビル2階
電話 03-3258-6565
（月～金曜 9:30 ～ 16:30）
＊新型コロナウイルス感染拡大の影響により、発行日時点での業務時間は10:00 ～ 16:00
https://www.nrat.or.jp/

Q 115 自宅で過ごしやすくするためには何をすればいいですか？

毎日過ごす自宅の環境を整えることは、関節リウマチの患者さんにとっては治療の一環といってもいいほど重要なことです。その方法をひと言でいうと、できるかぎり「らくをする」ように、家具や寝具、設備を整えることです。

和式か洋式かでいえば、**洋式の生活スタイル**のほうがおすすめです。座布団よりもらくに立ったり座ったりできるイスを使いましょう。布団の上げ下ろしをしなくてもよくなるベッドにして、関節の負担を減らしましょう。軽い羽毛布団を使えば、寝るときも関節にかかる負担が少なくてすみます。

台所仕事は、なるべくイスに腰かけて作業ができる環境を整えましょう。フードプロセッサーや電子レンジ、食器洗い乾燥機、レバーハンドル式の水道栓などを活用し、調理や後片づけの手間を減らします。トイレも洋式の温水洗浄便座にするとらくです。トイレや風呂場はできるだけ段差をなくしましょう。風呂の洗い場にシャワー用のイスを置けば、体を洗うのもらくになります。

（阿部　薫）

Q116 地震などの災害に備えて準備しておいたほうがいいことはありますか？

非常持ち出し袋などの通常の備えに加えて、次のような準備をしておくことが大切です。

❶安全な避難方法を確認する

日ごろから、各自治体が発表しているハザードマップを確認し、あらかじめ避難先、避難方法、避難ルート、避難にかかる時間をシミュレーションしておきましょう。自力で避難が難しい人は「避難行動要支援者」として申請登録すると、災害時に支援を受けられる制度があるので、居住地の自治体に問い合わせてみてください。

❷大切な情報を整理する

自分の病状や治療の内容などを整理して、カードや手帳を作っておきましょう。氏名・住所・生年月日・血液型、薬の種類と服用量、合併症やアレルギーの有無など、家族や親戚《しんせき》、主治医の名前や連絡先を記入しておきます。特に、急に中断してはいけない薬（ステロイド薬、降圧薬、インスリンなど）を使用している場合は、あらかじめ主治医に確認したうえで記載しておくことが重要です。このような情報を記入できるお薬手帳や、リウマチ友の会（178ページ参照）発行のリウマチ手帳などもあります。

❸薬を準備しておく

薬は、お薬手帳や保険証と一緒に、ふだん持ち歩くバッグなどに1週間分程度を入れておくと安心です。主治医に依頼し、1～2週間分の予備の処方をもらっておくとよいでしょう。内服薬はシートのまま、複数の薬が一包化されているものは乾燥剤と一緒に、密閉できる袋に入れ、水濡れなどから守りましょう。光や温度で成分が変化しやすい注射薬は、避難時に、遮光できる箱や袋に入れたまま持ち出します。

万一、薬を持ち出せなかった場合、最も困るのは**ステロイド薬**です。急に中止すると症状が悪化し、**ステロイド離脱症候群**（倦怠《けんたい》感や発熱、脱水、血圧・血糖の低下など）が起こることがあるからです。持ち出せなかった場合は遠慮せずに周囲に伝え、すみやかに医療支援を受けましょう。**消炎鎮痛薬**は中止すると症状が悪くなることはありますが、それほどひどくはなりません。**抗リウマチ薬**を中止しても、一般的には2週間以内に再開すれば、すぐに症状が悪化することはありません。**生物学的製剤**を中止した場合は、薬によって幅があるものの、数日～数週間程度で使用を再開すれば、ステロイド薬ほどの急激な症状の悪化はありません。

（齋藤俊太郎）

❶健康保険による援助

Q117 生活を支える福祉制度にはどのようなものがありますか？

・**高額療養費制度**……医療機関・薬局で支払った額がひと月の上限を超えた場合、超過分の金額を支給する制度です（131ジペー参照）。

・**高額療養費貸付制度**……高額療養費が支給されるまでに医療費の支払いが困難な場合に、無利息で貸付を受けられる制度です。

・**限度額適用認定証**……入院する前に「限度額適用認定証」を発行してもらっておくと、医療機関での支払いが自己負担限度額だけですむ制度です。

❷身体障害者福祉制度による援助

・**身体障害者手帳**……身体の機能に一定以上の障害があると認められた場合に支給される手帳で、関節リウマチでは、病状が進行して障害が固定し、生活に困難が生じている場合がそれに当たります。手帳は患者さんの生活を支える福祉サービス（障害の等級や機能障害の種類によって異なる）を受けるさいの証明書となります。

福祉サービスには、医療費の自己負担軽減、所得税・住民税などの減免、公共料金の割引（公共交通、タクシー、ＮＨＫ受信料など）、住宅リフォーム費用の助成、生活介護、補装具（装具・自助具など）の支給、といったものがあります。自治体によっては独自のサービスを提供しているところもあります。

❸その他

●確定申告による税免除……その年に支払った医療費から、保険金などで補塡《ほてん》される金額を引いて、その金額が一定額（10万円または所得金額の5％のうち、どちらか少ないほうの額）以上になった場合は、還付申告をすれば納付した税金が還付されます。

●介護保険……介護保険は原則として65歳以上が給付対象ですが、関節リウマチの患者さんの場合は、40歳以上で申請可能です。要支援・要介護認定を受ければ、ヘルパーの利用、装具・自助具などの貸与や給付、住宅リフォーム費用の助成といったサービスが受けられます。

●指定難病医療給付制度……一般の関節リウマチは対象外ですが、悪性関節リウマチ（78ページ参照）や、関節リウマチと合併しやすい続発性アミロイドーシス（88ページ参照）、関節リウマチに全身性エリテマトーデスなどの指定難病を合併している場合は指定難病となり、医療費が公費負担となることがあります。

（齋藤俊太郎）

Q118 福祉制度を利用するにはどこに相談すればいいですか？

福祉サービスは自動的に受けられるものではなく、申請が必要です。しかし、申請の条件や資格要件は複雑でわかりにくいことが多いので、専門家に相談したほうがスムーズに運びます。相談窓口は、市町村の福祉担当部門や、医療機関のソーシャルワーカーを含めた相談窓口、ケアマネージャーなどです。65歳以上の高齢者の場合は、住んでいる地域の地域包括支援センターに相談すると、必要なサービスや制度を紹介してもらえます。

（齋藤俊太郎）

第13章

関節リウマチの手術についての疑問7

Q 119

関節リウマチの手術はどんなタイミングで受けるのがいいですか？

関節リウマチは、薬物療法の進歩によって、手術をしなくても長期間の寛解が期待できるようになってきました。しかし、関節の炎症をある程度コントロールできていても、痛みや変形によって生活に支障をきたしている場合、あるいは患者さんが変形による外見の変化に苦痛を感じている場合には、手術を検討することがあります。手術のタイミングを逃すと関節の破壊や変形が進んでしまい、手術がより難しくなるため、タイミングを見逃さないことが重要です。

手術をするかどうかは、病状や患者さんのライフスタイル、希望などを考慮して、医師と相談のうえ決定されます。検討のポイントには以下のようなものがあります。

❶日常生活への影響……痛みの強さ、関節の変形や可動域、動作・歩行障害などの状態によって、日常生活にどれくらい支障をきたしているかが判断材料となります。

❷病状の進行度……「人工関節置換術」の場合、関節が著しく破壊されていると手術は難しくなります。人工関節は自分の骨を土台にするので、骨があまりにもろくな

っているのと手術を行うことができないのです。また、一般に、変形はあっても拘縮《こうしゅく》（関節が固まり動かせなくなること）していないうちのほうが手術がしやすく、結果も良好です。期待する結果を得るためには、病状の進行度を常に把握し適切な時機に手術を受けることが重要です。

❸**合併症・感染症**……糖尿病・腎臓《じんぞう》病・肝臓病・心血管疾患《しっかん》などの合併症があればその治療を優先しますが、回復が見込めないような重い合併症がある場合は、手術は受けられません。

❹**年齢**……若い患者さんで人工関節置換術を行う場合、人工関節を長期間使用することになるため、人工関節の耐用年数との兼ね合いを考慮します。

（岩本卓士）

Q120 関節リウマチの手術ではどこをどう治しますか？

関節リウマチの主な手術には、次のようなものがあります。

❶**滑膜《かつまく》切除術**……炎症を起こして異常に増殖した滑膜を切除する手術で、主に痛みを取り除く目的で行われます。比較的軽度の患者さんで、関節の軟骨が残っている場

合に適応となりますが、最近は薬物療法で炎症を抑えることができるようになっているため、ほとんど行われなくなっています。

❷人工関節置換術……可動域が制限されると日常生活が極めて不便になる手指の第2関節（指のつけ根から1つ離れた関節。近位指節間関節：ＰＩＰ関節）・手指のつけ根の関節（中手指節関節：ＭＰ関節）・ひじ・股《こ》関節・ひざなどの関節を、医療用プラスチックや金属製の人工関節に置き換える手術。現在、最もよく行われている手術です。

❸関節固定術……関節の骨どうしを金属製のボルトなどでつなぎ、関節を動かなくする手術です。痛みを取り除くことができますが、関節は動かなくなるため、適応範囲は限られます。

❹その他

・関節形成術……関節の一部を切除して痛みを取ったり、関節の安定性を高めたり、動きをよくしたりする手術です。ひじ・手関節（手首）・親指のつけ根の関節（母指ＣＭ関節）・足指な

人工関節置換術

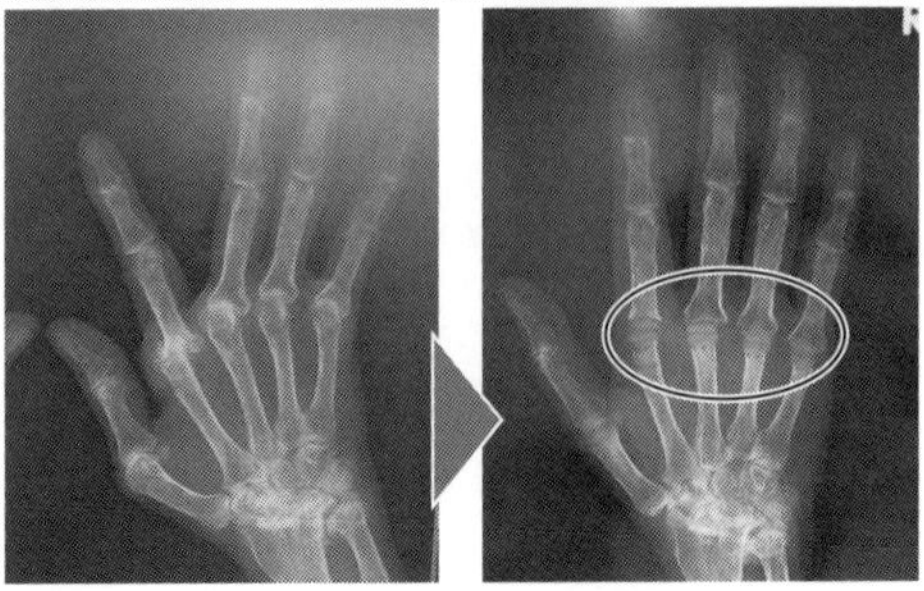

【手術前】
手指がつけ根の関節で小指側に曲がる尺側偏位が見られる

【手術後】
人工関節置換術を行い、変形を矯正し機能が回復

どで行われます。例えば、亜脱臼《あだつきゅう》（関節が外れかけること）した手首、外反母趾《がいはんぼし》や槌指《つちゆび》（85ページ参照）などで、変形した関節の骨の一部を削って整えます。

●**腱の再建術**……関節リウマチでは、炎症によって腫《は》れている間に伸びた腱《けん》（骨と筋肉をつなぐ丈夫な線維組織）が、炎症が治まった後にゆるんでずれ、骨が破壊されていなくても変形が生じます。そのような場合は、腱を再建する手術を行うことがあります。

また、手関節（手首）に変形があると、その部位で、指を伸ばすための伸筋腱が骨とこすれてすり切れ、突然断裂して、指が伸ばせなくなることがあります。どこか1本の腱が切れるとほかの指の腱も次々に切れるため、その予防のためにも、早めに腱を修復・再建する手術をし

手指の腱の断裂

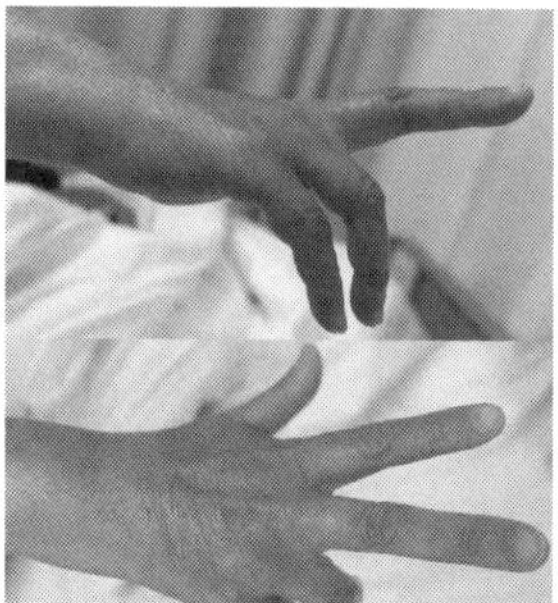

手関節（手首）の変形により伸筋腱が摩耗し、薬指と小指が伸ばせなくなっている

関節形成術・固定術

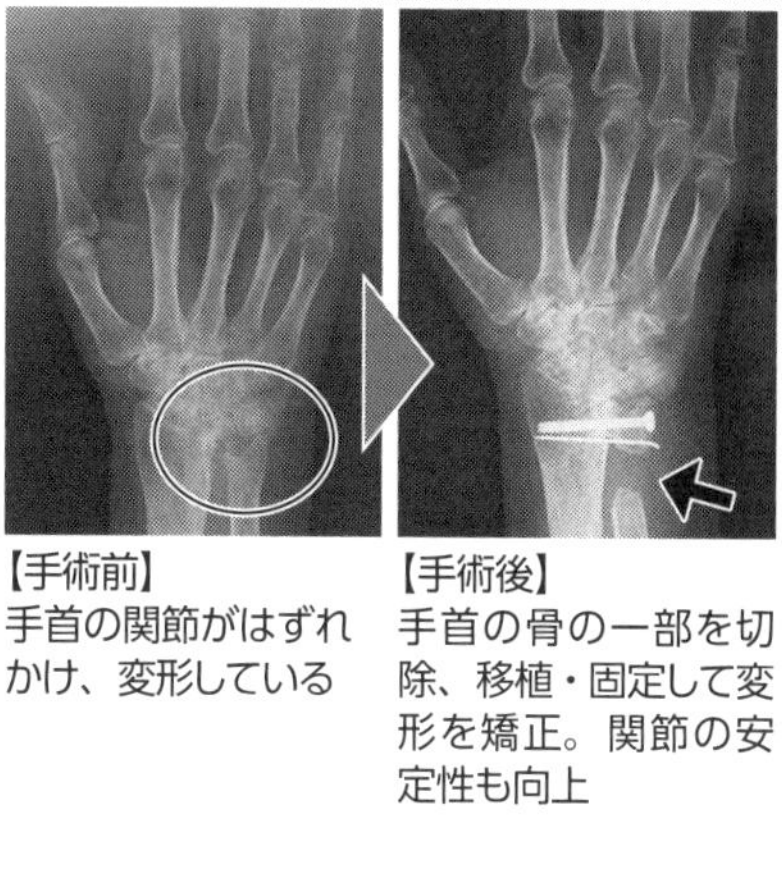

【手術前】
手首の関節がはずれかけ、変形している

【手術後】
手首の骨の一部を切除、移植・固定して変形を矯正。関節の安定性も向上

ます。腱が切れる原因となった手関節（手首）の変形を矯正する手術と同時に、ほかの部位から腱を移植することで、切れた腱を再建します。

（岩本卓士）

Q 121 「滑膜切除術」のメリットとデメリットについて教えてください。

滑膜《かつまく》切除術は炎症が起こっている滑膜そのものを取り除くので、手術後2～3年は炎症が抑えられます。副作用などの問題により、薬物療法で炎症をコントロールしきれないケースで行われることがあります。

デメリットとしては、滑膜は切除しても再生するので、効果がずっと続くわけではないという点です。病状によりますが、術後2～3年たつと再発するケースが多くなります。

（岩本卓士）

Q122 「人工関節置換術」のメリットとデメリットについて教えてください。

薬物療法やリハビリでは病状が改善せず、ステージ3（高度期。79ジペー参照）くらいになると、軟骨が失われて骨どうしが直接こすれ合うようになります。この状態では薬があまり効かないために痛みが強く、また、痛みや変形によって関節が動かせないと、日常生活動作が不自由になります。このようなケースでは、関節そのものを人工関節に置き換える手術の適応になります。

メリットは、**関節の動きを残しながら、痛みを取ることができるという点です。**

デメリットは、人工関節には**耐用年数**があり、破損やゆるみが生じれば再手術の必要がある点です。最近の技術の進歩により、ひざや股《こ》関節の人工関節では20年以上の寿命が期待されますが、ひじや手首、手指などでは10～15年程度となります。

手術後には、感染症のリスク（手術をした人の約3％）もあります。人工関節は人体にとって異物であり、その周囲は血流があまりよくないために感染症に対する抗生物質の薬が効きにくく、手術後に化膿《かのう》することがあります。

（岩本卓士）

Q123 「関節固定術」のメリットとデメリットについて教えてください。

固定術は関節を固定することで安定性や支持力が増し、痛みを解消することができる手術法で、効果が長く続くという点がメリットです。

デメリットは、関節の可動域が失われるという点です。そのため、関節の安定性を重視する場合に行われる手術です。

例えば、関節リウマチでは頸椎《けいつい》（背骨の首の部分）が亜脱臼《あだつきゅう》（関節が外れかけること）することがあります。背骨の中の神経（脊髄《せきずい》）への圧迫が続くと、手足がマヒしたり、生命に危険が及ぶことがあるため、固定術で頸椎を安定させることを優先します。

頸椎のほかには、手指の第1関節（指のつけ根から最も離れた関節。遠位指節間関節：DIP関節）・親指のつけ根の関節（母指CM関節）・手関節（手首）・足関節・足の親指のつけ根の関節（母趾《ぼし》MTP関節）など、主に、固定してもほかの関節で動きを補うことができる部位で行われます。

（岩本卓士）

Q124 手術は一度受ければ再手術の必要はありませんか？

滑膜《かつまく》切除術で滑膜を切除しても滑膜は再生するため、そこでまた炎症が起こって薬でのコントロールができない場合は、再手術の可能性はあります。固定術では、固定した関節の隣の関節に負担がかかって手術が必要になることもありますが、固定した部位の再手術はあまりありません。人工関節置換術では、長い間に人工関節の摩耗やゆるみなどから痛みが生じたり、破損したりすることがあり、その場合は再手術の必要が出てきます。

（岩本卓士）

Q125 手術は安全ですか？受けるさいに覚悟しておくべきことはないですか？

関節リウマチにかぎらず外科手術全般にいえることですが、手術である以上、一定のリスクがあるため、術前によく理解しておくことが大切です。

特に、心臓病、肺や肝臓の病気、腎臓《じんぞう》病、糖尿病などの全身疾患《しっかん》がある患者さんや高齢の患者さんでは、手術による合併症や感染症のリスクが高くなることがあるため、事前に医師とよく相談することが必要です。しかし、現代では術前の評価や術中・術後の管理が十分に行われるため、安全に手術を受けることができるようになっています。また、小さな関節に対する手術は、全身麻酔よりもリスクの小さい局所麻酔で行うこともできます。

手術にさいしては、患者さん自身が手術の目的をはっきりと理解しておくことが大切です。動きが多少制限されても変形をきれいに治したいのか、あるいは、見た目はともかく力が出るようにしたいのかなど、求めるゴールを明確にし、医師とよく相談して、納得したうえで手術を受けることです。

また、手術をすればすぐに関節を使えるようになるわけではありません。一般に、**術後2〜3ヵ月は患部を安静に保つ必要があります**。特に、関節の痛みや変形から長い間関節を動かしていなかった場合は筋力が衰えていることが多いので、筋力をつけるリハビリが必要になります。

（岩本卓士）

参考文献

■第1章

Q1
J Bone Miner Metab 27: 2009
Mod Rheumatol. 2016
Front Med (Lausanne). 2020
KOMPAS「変形性膝関節症」https://kompas.hosp.keio.ac.jp/contents/000190.html

■第2章

Q3・5・6 岩本卓士「手指変形性関節症」（整形外科学レビュー2021 - 22）

■第3章

Q9・10「ばね指（弾発指）」https://www.joa.or.jp/public/sick/condition/snapping_finger.html（日本整形外科学会）
「ドケルバン病（狭窄性腱鞘炎）」https://www.joa.or.jp/public/sick/condition/de_quervain_disease.html（日本整形外科学会）

■第4章

Q11・12 岩本卓士「手根管症候群の診断と治療」（Orthopaedics Vol.35 日本病院出版会）
Q13「肘部管症候群」https://www.joa.or.jp/public/sick/condition/cubital_tunnel_syndrome.html（日本整形外科学会）

■第5章

Q15「ヘバーデン結節」https://www.joa.or.jp/public/sick/condition/heberden_nodes.html（日本整形外科学会）
「母指CM関節症（親指の付け根の関節の変形性関節症）」https://www.joa.or.jp/public/sick/condition/rhizarthrosis.html（日本整形外科学会）
Q20「ばね指（弾発指）」https://www.joa.or.jp/public/sick/condition/snapping_finger.html（日本整形外科学会）
Q23「手根管症候群」https://www.joa.or.jp/public/sick/condition/carpal_tunnel_syndrome.html（日本整形外科学会）
Q26「肘部管症候群」https://www.joa.or.jp/public/sick/condition/cubital_tunnel_syndrome.html（日本整形外科学会）

■第6章

Q28『関節リウマチ診療ガイドライン2020』（日本リウマチ学会）
Q29 竹内勤『リウマチ 患者のための最新医学』（高橋書店）

Q30 Q31 Q33
https://www.rheuma-net.or.jp/rheuma/ptot/pdf/rheumatic_disease.pdf（日本リウマチ財団）
1『関節リウマチ診療ガイドライン２０２０』（日本リウマチ学会）
Rheumatology 2020;59:2661-2670.
日本臨牀79巻9号
日本内科学会雑誌 １０１巻10号

Q36
1 J Bone Miner Metab 27: 2009
2 Mod Rheumatol. 2016
3 P Front Med (Lausanne). 2020
ＫＯＭＰＡＳ「変形性膝関節症」https://kompas.hosp.keio.ac.jp/contents/000190.html

Q38
1 Ann Rheum Dis. 2010 ;69: 631
2 Ann Rheum Dis. 2010;69:1259
3 Ann Rheum Dis. 2017;76:1348
4 Ann Rheum Dis. 2010;69:1058

Q39
1 Ann Rheum Dis. 2011;70(3):404-413.
2 日本内科学会雑誌101, 2012
3 M Nat Commun. 2018.
ＫＯＭＰＡＳ「関節リウマチの薬物療法」https://kompas.hosp.keio.ac.jp/contents/000714.html

Q40
1 Ann Rheum Dis. 2010 ;69: 631-7.
2 Arthritis Rheum. 2011;63: 573-86.
3 Lancet. 2004;364: 263-9

■第7章

Q44 Q53 Q54
Nat Rev Rheumatol. 2021.
Neuromodulation. 2014. 2. N Engl J Med. 2001.
Int J Dermatol. 2015
Curr Treat Options Cardio Med 19.
診断と治療 2016

Q55
Harrison's Principles of Internal Medicine, 21th edition. Chapter 446.
Clin Rheumatol. 2012.
日本医事新報 2020.
ジェネラリストのための神経疾患の診かた（中外医学社）２０２０

参考文献

Q56
神経症状の診かた考えかた（医学書院）２０１７
1 PLoS One. 2014 Jan 15;9(1):e85376.

■第8章

Q59〜67 竹内勤編『関節リウマチ治療実践バイブル』（南江堂）
Q68 竹内勤『リウマチ　患者のための最新医学』（高橋書店）
https://www.rheuma-net.or.jp/rheuma/rm400/diagnosis.html（日本リウマチ財団）

■第9章

Q70 ＫＯＭＰＡＳ「関節リウマチのリハビリテーション」https://kompas.hosp.keio.ac.jp/contents/000148.html、同「関節リウマチの外科的治療」https://kompas.hosp.keio.ac.jp/contents/000469.html

Q82 「副腎皮質ステロイド」（日本リウマチ学会）https://www.ryumachi-jp.com/jcr_wp/media/2021/02/fukujinhishitsusteroid.pdf

Q83
1 Am J Gastroenterol 2009; 104: 728
2 J Pain Res 2018; 11: 3211
3『関節リウマチ診療ガイドライン２０２０』（日本リウマチ学会）33 - 35

Q84
1 薬事 63 (1) 31-34, 2021.
2 炎症と免疫 24 (2) 129-134, 2016.

Q86
1 Ann Rheum Dis 2017;76:960
2 Arthritis Rheum 2007;56:2129
3 Ann Rheum Dis 2010;69:1259
4 Ann Rheum Dis 2017;76:1348

Q87
1 川合眞一編『ステロイドのエビデンス』
Landewé RB, et al. Ann Rheum Dis. 2020; 79（7）:851-858

Q88
1 Open Forum Infect Dis. 2020 May 2;7（5）:132-143
2『関節リウマチ治療におけるメトトレキサート（ＭＴＸ）診療ガイドライン２０１６年改訂版』（日本リウマチ学会）

Q89
1 アレルギー 70 (9): 1211-1234, 2021.
2 Clin Exp Rheumatol. 2022;40（1）:162-172.

Q90
1 Goodman SM, et al; J Arthroplasty. 2017 Sep;32(9):2628-2638.
2 https://www.ryumachi-jp.com/publish/guide/
3『関節リウマチ診療ガイドライン２０２０』（日本リウマチ学会）

Q91
1『関節リウマチ診療ガイドライン２０２０』（日本リウマチ学会）

2 Ann Rheum Dis 2012; 71: 851-856
3 JAMA 2017; 317: 1967-1975

Q92
1 新型コロナウイルス（COVID-19）と新型コロナワクチンについて（日本リウマチ学会）https://www.ryumachi-jp.com/information/medical/covid-19_2/
2 MMWR Morb Mortal Wkly Rep. 2022.
3 Arthritis Rheumatol. 2022.

Q93
1 新型コロナウイルス（COVID-19）と新型コロナワクチンについて（日本リウマチ学会）https://www.ryumachi-jp.com/information/medical/covid-19_2/
2 Ann Rheum Dis. 2021 Oct;80(10):1345-1350.

Q94
『関節リウマチ診療ガイドライン2020』（日本リウマチ学会）

■第10章

Q96
1 Arthritis Care Res 2017;69:157–65.
2 Rheumatology 2018;57:1194–202.
3 Ann Rheum Dis. 2022 Mar 8:annrheumdis-2021-222020. doi: 10.1136/annrheumdis-2021-222020. Online ahead of print.
4 Scand J Rheumatol 2011;40:249–55.
5 RMD Open 2017;3:e000404.

Q97
1 https://www.rheuma-net.or.jp/rheuma/taisou/taisou.html（日本リウマチ財団）
2 https://chugai-ra.jp/movie/（中外製薬）

Q98
1 Ann Rheum Dis. 2022 Mar 8:annrheumdis-2021 -222020. doi: 10.1136/annrheumdis-2021-222020. Online ahead of print.

Q99
1 「メトトレキサートを服用する患者さんへ」（日本リウマチ学会）

Q100
「関節リウマチに対する温泉療法（鉱泉療法）」https://www.cochrane.org/ja/CD000518/MUSKEL_guan-jie-riumatinidui-suruwen-quan-liao-fa-kuang-quan-liao-fa（コクラン・レビュー ホームページ）
https://www.spa.or.jp/onsen/4790/（一般社団法人日本温泉協会 ホームページ）

Q101
1 Arthritis Rheum 2002;46:2287–93.
2 J Nucl Med Technol. 2021 Jun;49(2):126-131.
3 Clin Rev Allergy Immunol. 2017 Aug;53(1):117-125.
4 Z Rheumatol. 2011 Jun;70(4):299-304.

Q102
1 Arthritis Res Ther 2008;10(2):R45
2 Arthritis Res Ther. 2015 Aug 15;17(1):212.
3 Arthritis Rheum. 2008 Dec 15;59(12):1690-7.

Q103
1 Ann Rheum Dis. 2015 Oct;74（10）:1836-41.

伊藤聡「【疾患のある患者の妊娠・出産と治療】関節リウマチ」（新薬と臨牀70巻8号）
金子佳代子「【膠原病2】妊娠と膠原病・リウマチ性疾患：プレコンセプションケア，妊娠中のモニタリング，授乳」（Hospitalist 9(1)）

■第11章

Q111
https://www.rheuma-net.or.jp/rheuma/taisou/taisou.html（日本リウマチ財団）
https://medical.jiji.com/medical/036-0011-99（時事メディカル）
竹内勤『リウマチ　患者のための最新医学』（高橋書店）

■第12章

Q114
https://www.nrat.or.jp/（日本リウマチ友の会）

Q115
竹内勤『リウマチ　患者のための最新医学』（高橋書店）

Q116
https://www.rheuma-net.or.jp/rheuma/rm400/rm430.html（日本リウマチ財団）
「メディカルスタッフのための ライフステージに応じた関節リウマチ患者支援ガイド」https://www.ryumachi-jp.com/medical-staff/life-stage-guide/（日本リウマチ学会）

Q117
竹内勤『リウマチ　患者のための最新医学』（高橋書店）
「医療費の助成や福祉制度について」https://www.riumachi.jp/life/welfaresystem.html（リウマチe-ネット）
「高額療養費制度を利用される皆さまへ」https://www.mhlw.go.jp/stf/seisakunitsuite/bunya/kenkou_iryou/iryouhoken/juuyou/kougakuiryou/index.html（厚生労働省）
「介護保険制度の概要」https://www.mhlw.go.jp/stf/seisakunitsuite/bunya/hukushi_kaigo/kaigo_koureisha/gaiyo/index.html（厚生労働省）
「高額な医療費を支払ったとき（高額療養費）」https://www.kyoukaikenpo.or.jp/g3/cat310/sb3030/r150/（全国健康保険協会）
「医療費を支払ったとき」https://www.nta.go.jp/publication/pamph/koho/kurashi/html/04_1.htm（国税庁）
「指定難病患者への医療費助成制度のご案内」https://www.nanbyou.or.jp/entry/5460（難病情報センター）

Q118
「地域包括ケアシステム」https://www.mhlw.go.jp/stf/seisakunitsuite/bunya/hukushi_kaigo/kaigo_koureisha/chiiki-houkatsu/（厚生労働省）

■第13章

Q120〜125
岩本卓士「リウマチ手の再建」（日本整形外科学会雑誌）、「上肢リウマチ障害に対する治療のスキルアップ」（Orthopaedics Vol.30 日本病院出版会）、「手外科における関節リウマチ」（Bone Joint Nerve アークメディア）、竹内勤『リウマチ　患者のための最新医学』（高橋書店）、竹内勤編『関節リウマチ治療実践バイブル』（南江堂）

手指の痛み・変形・リウマチ
慶應義塾大学医学部の名医陣が教える
最高の治し方大全

2023年6月29日　第1刷発行

編　者　金子祐子
編集人　飯塚晃敏
シリーズ統括　石井弘行　飯塚晃敏
編　集　わかさ出版
編集協力　酒井祐次　瀧原淳子（マナ・コムレード）
装　丁　下村成子
イラスト　前田達彦　マナ・コムレード
発行人　山本周嗣
発行所　株式会社文響社
〒105-0001　東京都港区虎ノ門２丁目２－５
共同通信会館９階
ホームページ　https://bunkyosha.com
お問い合わせ　info@bunkyosha.com
印刷・製本　中央精版印刷株式会社

ISBN 978-4-86651-625-7

本書は専門家の監修のもと安全性に配慮して編集していますが、本書の内容を実践して万が一体調が悪化する場合は、すぐに中止して医師にご相談ください。また、疾患の状態には個人差があり、本書の内容がすべての人に当てはまるわけではないことをご承知おきのうえご覧ください。本書の情報は、発行日時点の情報に基づいています。